Comment mieux supporter les traitements du cancer

GRÂCE AUX APPROCHES COMPLÉMENTAIRES

Du même auteur

Bien vivre sans surrénales
Coaching diabète (livre + DVD)
La thyroïde nous en fait voir de toutes les couleurs
Enfants précoces, enfants hors normes ?
Adultes surdoués : cadeau ou fardeau ?
Revivre après un cancer du sein (avec le Dr Patrick Tubiana)
Diabète et grossesse (avec le Dr Patrick Tubiana)

Dans la même collection

L'anxiété,
vaincre ses peurs, soucis et obsessions au quotidien
Dr Elie Hantouche

Ces pulsions qui nous dominent
Dr Ladislas Kiss

La Femme initiatrice dans la relation amoureuse
Catherine Delorme

Guide de la communication sensorielle
Olivia des Moutis

Insomnie quand tu nous tiens. Une méthode pour enfin dormir
Dr Michel Dib

Migraine ou céphalée ? En finir avec les maux de tête
Dr Michel Dib

ISBN 978-2-84319-328-6

Dr Valérie Foussier
Vanessa Kus

Comment mieux supporter les traitements du cancer

GRÂCE AUX APPROCHES COMPLÉMENTAIRES

JOSETTE LYON
19, rue Saint-Séverin
75005 Paris

Sommaire

Remerciements

Merci à Valérie, pour son ouverture d'esprit et pour la confiance qu'elle m'accorde depuis que l'on se connaît.
Merci à Pascal, mon maître Reiki, qui m'a tant appris et qui m'accompagne dans la pratique du Reiki.
Merci à Grégory, mon mari, pour sa compréhension et son soutien.

A Clara, merci pour ses cours d'anglais qui m'ont donné confiance dans beaucoup de domaines.

Préface

Je dois faire une mammographie depuis septembre 2009, mais des choses soi-disant plus importantes font que je ne prends pas le temps. Un matin de décembre, allongée dans mon lit, je me palpe les seins. Je sens une masse dans le sein droit comme une plaque un peu plus dure. Je me palpe pendant un bon moment. Je décide de me lever et vais directement dans la salle de bains. Je ne sais pas encore pourquoi je fais cela ce jour-là. J'arrive devant le miroir et lève les bras vers le ciel. Et là je vois mon sein qui reste marqué. Je me fais une drôle de réflexion « en plus d'être petit et pas top, il ne se remet pas à sa place ce con.... ». Voilà la première impression que j'ai.

En arrivant au travail, je décide de prendre un rendez-vous. Le mois de janvier est plein. Peu importe, j'ai le temps, février sera très bien. Je n'ai aucune inquiétude. Je n'ai même pas imaginé que cela pouvait être grave. De toutes façons, ce n'est pas une boule, c'est juste un peu plus dur à un endroit.

Ce fameux mercredi de février arrive. Je suis avec mon petit garçon de 6 ans que je ne peux laisser seul. On me fait cette mammographie. La manipulatrice revient pour refaire un cliché du sein droit car c'est un peu flou. A ce moment précis, je sens qu'il se passe quelque chose. Comme par hasard, elle revient sur le sein sur lequel j'avais un doute.

Je ressors et vais ensuite dans le cabinet du docteur, une femme, pour une échographie. C'est le process logique. Je m'allonge et là, elle m'annonce qu'il faudrait faire une biopsie car elle voit quelque chose mais qu'elle n'est pas sûre. Mais je vois dans ses yeux et je comprends à demi-mots. Je lui demande si c'est un cancer, elle ne me répond pas. Elle dit juste qu'elle préfère vérifier. Là, le monde s'écroule car moi je sais. J'en suis sûre. Après tout ce qui s'est passé en 2007, mon corps dit stop. J'appelle mon mari et lui demande de venir chercher mon petit. Je réalise que la prise de tête de la veille est bien dérisoire, au regard de ce que je viens d'apprendre.

A ma demande, le médecin me pratique la biopsie de suite. Je cherche dans son regard des infos. Je les trouve et les interprète. Je suis en larmes. J'ai de la route à faire. Elle me demande de la prévenir dès que j'arrive chez moi.
Je suis anéantie. Je ne dors plus. Je pleure. Je décide d'aller voir mon médecin traitant qui me confirme au vu des clichés que cela ne semble pas très bon.
Le lendemain, je consulte en urgence mon gynécologue qui ne semble pas très serein non plus.
D'ailleurs celui-ci me conseille de prendre rendez-vous avec un chirurgien qu'il connaît. Le rendez-vous est pris pour le mardi d'après, en espérant avoir les résultats de la biopsie.

J'arrive le mardi à la consultation du chirurgien avec une amie qui est infirmière. Le diagnostic est confirmé. C'est une tumeur agressive. Ce mot restera gravé dans mon esprit. Même encore maintenant.
Je sors de la consultation comme un zombie. Mon amie est dubitative. Le chirugien rencontré est un peu intrusif à mon goût par les mots employés, la précipitation de l'intervention et ensuite par la demande d'argent... Wouah !!! Tout se bouscule. Je lui dis que je ne me sens pas à l'aise dans cet hôpital et que la personne que je viens de rencontrer ne me plaît pas. Pourtant, je fais confiance à mon gynécologue qui me l'a conseillé.
Mon amie ne dit rien. Elle ne veut pas prendre partie, mais me conseille d'aller voir une autre personne avec qui elle peut prendre un rendez-vous.
Le rendez-vous a lieu huit jours plus tard, veille de l'opération programmée avec l'autre chirurgien. Je rencontre cette femme chirurgien. Elle a un discours plus prévenant et me rassure sur les mots qui ont été employés. Oui c'est une tumeur qui se développe vite, mais elle reste positive.
Que faire ? Qui choisir ? Je demande conseil autour de moi. Personne ne souhaite m'influencer. Ce choix, c'est moi qui dois le faire. Moi seule ! Je sens ce qui est bon pour moi et je prends le temps de m'écouter. Je décide de prendre cette femme chirurgien. Le rendez-vous pour l'opération est pris pour dix jours plus tard.
Le monde s'écroule autour de moi. Ma vie est aux mains d'une personne que je connais à peine.

Mon amie me parle alors d'Anne-Sophie. Elle pratique le bio-magnétisme et l'hypnose. Elle la connaît car elle est allée la voir plusieurs fois. Pourquoi pas ? Je n'ai plus rien à perdre. La pire chose vient de me tomber dessus : le cancer. Ce mot terrifiant et morbide fait partie de moi à présent.

J'arrive chez Anne-Sophie un vendredi après-midi. Lorsqu'elle a ouvert la porte, son regard bleu m'a transpercée. J'ai ressenti quelque chose que je ne m'explique pas. Elle est douce et attentive. Elle me laisse parler, longtemps, et pleurer, tout le temps de ce premier rendez-vous. Je lui ai raconté toutes mes blessures et je me suis rendue compte que je traînais beaucoup de choses. Des choses très difficiles, souvent en rapport avec la mort. Je ne comprends pas pourquoi cela m'arrive à moi. La colère, l'injustice, la peur de mourir, l'angoisse de laisser derrière moi tous les gens que j'aime. Je ne peux pas faire ça. Je me sens coupable de faire vivre à ma famille une deuxième fois la maladie. Et mes enfants, mes nièces ! Non ce n'est pas possible.
Anne-Sophie me regarde avec son sourire et sa gentillesse et me laisse vider mon sac. Je me sens protégée dans son petit cabinet. Elle me demande quel protocole j'allais suivre. Je n'en sais rien. Tout dépend de l'opération. Par contre, les choses sont claires. Elle va m'aider mais en aucun cas, je ne dois arrêter le traitement que les médecins vont me donner. Le magnétisme sera un complément. A ce moment précis, je sais que je dois faire la route avec elle pour passer cette terrible épreuve. Je veux être partie prenante de ma guérison et faire en sorte de mettre toutes les chances de mon côté.

A l'issue de l'opération, le verdict est tombé. La tumeur est bien cancéreuse et elle se développe vite. Le ganglion sentinelle est touché. Je vais alors avoir le traitement lourd : opé-

ration, chimiothérapie, radiothérapie, immunothérapie et hormonothérapie. Je ne vous raconte pas non plus la maladresse du corps médical. qui vous donne les explications au compte goutte et qui emploie des mots effrayants. On se demande d'emblée quand on va mourir. Dès que j'ai su ce qui m'attendait, je suis retournée voir Anne-Sophie.

Avant même de commencer tout le protocole, nous avons travaillé sur les énergies. Nous avons également décidé de mettre en place une stratégie afin que mon corps accepte le mieux possible tout ce qui allait arriver. Pour les trois premières chimio, on décide qu'il faudra que je vienne la veille de la chimio et ensuite deux jours après. On met en parallèle quelques ateliers de dessin car effectivement, Anne-Sophie est une artiste à part entière. Les couleurs sont la vie. Je dessine et mets de la couleur dans mes dessins. Rien n'est calculé. Tout vient sur le moment et on regarde. On fait le point sur ce que cela représente. Le chant viendra aussi compléter mes premiers mois. Tout faire pour s'occuper l'esprit et évacuer les tensions.

Au cours des premières séances, on fait également de l'hypnose. J'ai en effet besoin de comprendre pourquoi ça m'est arrivé à moi. Y a-t-il des blessures du passé qui reviennent et que dois-je faire avec tout cela. Lors d'une de ces séances, Anne-Sophie me demande de visualiser un endroit merveilleux, un endroit où je puisse me sentir en sécurité et qui m'apaise. A cet instant, la visualisation de l'arbre de vie qui était dans le film Avatar m'apparaît : lieu sur cette planète imaginaire Pandora. Cela deviendra mon refuge et mon apaisement. Dès que je pars dans des pensées négatives, je me reconnecte à ce lieu magique et plein de vie.

Les chimio passent à leur rythme, toutes les trois semaines. Contrairement au protocole médical, mes séances de magnétisme et d'hypnose sont pour moi une bouffée d'air, un lieu de vie où aucune agression n'est faite sur mon corps. Que des séances de douceur, d'écoute et de partages. J'ai énormément grandi. Pendant toute cette période de chimio, les gens autour de moi sont impressionnés de voir avec quelle rapidité je reprends des forces et malgré les circonstances, j'ai la pêche et un teint d'enfer. D'ailleurs, elles me disent « c'est toi qui fait une chimio et tu as une meilleure mine que nous... » Cherchez l'erreur.

Après six mois, les séances se sont terminées. Trois semaines de relâche et s'ensuit la radiothérapie. Avec Anne-Sophie, on prépare mon corps à ce nouveau traitement. Etre positive avec celui-ci. Faire en sorte de n'utiliser que des mots positifs afin que mon esprit se prépare de façon positive. A l'issue du premier rendez-vous pour la radiothérapie, on dessine sur mon corps des croix rouges qui serviront de marquage. Cette nouvelle séance de magnétisme plante le décor. Je montre à Anne-Sophie les marques qui m'ont été faites. De suite, Anne-Sophie me demande si je peux poser pour elle. Cette vision des croix rouges lui donne envie de peindre cette force de vie qu'elle voit en moi. Je suis d'accord. Je suis même fière. Elle fera une autre peinture quand tout sera fini.
Les premières séances sont là pour couper le feu de la radiothérapie. La première semaine est intense, ensuite on se voit deux fois par semaine.
L'oncologue qui me suit est assez surprise de voir ma peau qui est souple et pas abîmée. Je lui dis que je suis également accompagnée par une personne qui m'a fait plusieurs séances

de magnétisme. Elle n'y croit pas trop sans doute, mais moi je m'en fiche. Je sais ce que ça fait. En Bretagne, on a des barreurs de feu, et je sais ce que ça fait. Magnétisme, hypnose, kiné, homéopathie, naturopathie. Tout m'a aidé à avancer. Nous avons continué à nous voir pendant toute la période de mon traitement.

Pendant ces dix-huit mois d'arrêt, j'ai énormément appris sur moi, sur ma capacité à fédérer des gens autour de moi alors que la situation est terrible et que généralement les gens partent car ça fait peur. A aucun moment, je n'ai lu la peur dans les yeux des personnes autour de moi. Ce travail a été un travail d'équipe. Je remercie encore toutes ces personnes qui m'ont entourée de leur présence, pour leur aide et leur conseil. Encore maintenant, je vois Anne-Sophie très régulièrement afin de remettre mes énergies en place…

Eveline

Introduction

Le cancer est un problème de santé publique. Chaque année naît une nouvelle molécule pour vaincre ce fléau. Chaque jour est prise une décision thérapeutique collégiale. Chacune de ses méthodes a aussi des effets secondaires pouvant entraver transitoirement et parfois définitivement la qualité de la vie, indépendamment du cancer. Le chirurgien ôte la tumeur et laisse place à la douleur physique post-opératoire.
L'oncologue prescrit ses séances de chimiothérapie qui dilapide l'énergie. Le radiothérapeute calcule sa dose et ajuste son tir pour limiter les brûlures issues du rayonnement. Adjoindre des techniques plus douces, complémentaires, est un réel apport thérapeutique sur la prise en charge des cancers. Les soins énergétiques requièrent cette qualité, s'avèrent un réel soutien physique et moral avec une récupération de son énergie naturelle distillée. Ils aident le corps à lutter contre des blessures cachées ou visibles. Les maux du corps ont un retentissement certain sur le psychologique et vice versa. Une

douleur physique prise en compte dans sa globalité aura tendance à être mieux tolérée chez une personne ayant un bon moral que chez une personne déprimée. Nous avons le même résultat lorsque la personne est en harmonie avec elle-même après quelques séances de reiki, pratique japonaise. Elle combat mieux contre toutes les agressions extérieures. Les maux du corps et les maux de l'âme sont étroitement liés. Le cancer est une maladie chronique. On s'inquiète de sa recrudescence. On s'interroge sur les traitements possibles. On subit les effets secondaires des thérapeutiques lourdes. C'est aussi un changement radical de vie qui transforme de part en part la personne éprouvée ayant rencontré ce fruit amer. Elle doit se plier au rythme de la maladie bien différent de sa pulsation vitale antérieure. C'est pourquoi trouver des solutions pour mieux supporter tous ces traitements à la fois salvateurs et destructeurs est un devoir pour tout le monde.

Ce livre rapporte l'expérience de deux intervenantes dans le circuit du patient atteint de cancer. Une endocrinologue qui traite les effets collatéraux ou les pathologies associées, et qui est ouverte aux médecines douces. Une infirmière qui dispense dans certaines circonstances ses soins énergétiques par le reiki. Les résultats sont surprenants tant dans le traitement des douleurs post-opératoires et des brûlures, dans la prévention des brûlures, dans la limitation des effets secondaires de la chimiothérapie que dans la rapidité du soulagement. Le principal problème rencontré est de le faire savoir et d'amener la personne concernée vers cette médecine énergétique, bien que de plus en plus de médecins traditionnels s'y tournent.

1.
Vivre le cancer

Qu'est-ce qu'un cancer ?

La genèse d'une cellule cancéreuse

La cellule est l'élément de base des tissus qui constituent les organes. Elle se multiplie dans un équilibre et meurt sous la dépendance de facteurs. Lors de la multiplication des cellules, une altération peut se produire mais l'organisme est capable de reconnaître les cellules anormales et de les éliminer. C'est ce que l'on appelle la mort cellulaire programmée. Sous l'effet d'agents toxiques, chimiques, physiques, viraux ou encore inconnus, il peut se produire une multiplication incontrôlée et non limitée des cellules au sein d'un organe. Il faut une addition de plusieurs facteurs pour arriver à la naissance de cette première cellule cancéreuse. Il s'agit d'une prolifération cellulaire anarchique dépourvue de régulation à l'origine d'une tumeur maligne.

La cellule cancéreuse peut migrer. Cette dissémination à distance va entraîner la formation de métastases, c'est-à-dire le développement dans un autre organe d'une tumeur. Un grand nombre de cellules cancéreuses seront détruites dans la circulation par les défenses naturelles de l'organisme et les cellules du système immunitaire. Cependant, certaines survivront et, en se développant, iront entraver le fonctionnement normal des tissus où elles se développeront.

Ces cellules cancéreuses ont un don que n'ont pas les cellules normales, celui de l'immortalité, conséquence des mécanismes de régulation défectueux. Il existe des gènes suppresseurs de tumeurs qui ont la fonction d'inhiber cette transformation en cellules cancéreuses. Une cellule qui présente des anomalies engendre une cascade de réactions qui réparent les anomalies ou qui programment un suicide cellulaire appelé l'apoptose. Celles-ci sont absentes dans la cellule cancéreuse. En général, ces différentes étapes nécessitent plusieurs années pour se réaliser, sauf dans certaines situations particulières comme une irradiation atomique massive par exemple où d'autres facteurs présents. En résumé, pour que la cellule cancéreuse naisse, il faut que des oncogènes soient activés par des substances cancérigènes et que les gènes suppresseurs de cancer soient inhibés en empêchant ces actions de réparation et de destruction de toutes cellules anormales. La cellule cancéreuse est capable de se diviser sans restriction et de transmettre des aberrations chromosomiques à toute sa descendance. Pour se développer, elle devra aussi rencontrer des circonstances favorisantes.

Caractéristiques d'une cellule cancéreuse

La cellule cancéreuse a un pouvoir de prolifération rapide et indéfinie dans tout l'organisme. Elle a cette capacité à déjouer les défenses de l'organisme, le système immunitaire qui est en bon état de fonctionnement. Du fait de l'absence totale de régulation, la cellule cancéreuse se multiplie sans tenir compte d'aucun signe extérieur. Elle subit une transformation progressive de ces caractéristiques au cours du temps la transformant en cellule de moins en moins différenciée. Elle perd les caractéristiques histologiques de l'organe originel pour retrouver les caractéristiques des cellules embryonnaires. Ceci la rend plus résistante aux thérapies les plus virulentes. La perte d'adhérence des cellules entre elles est responsable de la migration cellulaire dans l'organisme. C'est la raison pour laquelle il existe très souvent des lésions à distance, indétectables au moment du diagnostic.

Le développement très important de vaisseaux sanguins au sein du cancer permet aux cellules de capter un grand nombre d'éléments circulants leur permettant ainsi un développement encore plus rapide. Ceci a pour conséquence une surproduction importante de cellules cancéreuses qui vont avoir tendance à envahir et à détruire les tissus où elles sont apparues. Elles s'étendent aux tissus voisins. Elles se disséminent dans l'organisme tout entier par voie sanguine et lymphatique créant à distance de nouvelles tumeurs qui vont se développer à leur tour. C'est pour cela qu'on parle de maladie cancéreuse. C'est cet envahissement de l'ensemble de l'organisme qui compromet la santé de la personne et peut menacer sa vie.

Différents types de cancer

Il n'existe pas un cancer mais des cancers selon leurs aspects anatomopathologiques, leur évolution et leurs sensibilités aux traitements.
Le cancer est différent d'un organe à l'autre, mais aussi au sein d'un même organe. Chaque cancer a ses caractéristiques, se développe préférentiellement dans certains organes selon le milieu extra cellulaire.

L'exposition aux radiations ionisantes, à des solvants, des pesticides, des polluants de l'environnement, au tabac, influence l'apparition de certains types de cellules cancéreuses, ainsi que les facteurs héréditaires ou infectieux avec son caractère chronique. Tous les mois, de nouveaux gènes prédisposant à tel ou tel cancer sont découverts dans le génome humain, mais ne rendent pas obligatoire l'apparition du cancer. Il est important de savoir qu'on peut être atteint par cette maladie sans avoir reçu les facteurs héréditaires.

Les traitements des cancers

Les indications d'une chirurgie ou d'une chimiothérapie première dépendent essentiellement du lieu, de la taille et de l'agressivité de la tumeur. La présence de métastase lors du bilan initial ou non entre aussi dans la discussion. Un changement de stratégie thérapeutique peut survenir lors de l'intervention ou le résultat des analyses des pièces opératoires. C'est pourquoi dans certaines circonstances, il existe des surprises au réveil avec la pose d'une chambre implantable non prévue devant le constat de grosses tumeurs et de ganglions visiblement envahis. Ce geste est réalisé généralement dans un second temps, mieux accepté sur le plan psychologique. La décision d'une radiothérapie complémentaire se fait également souvent après une intervention chirurgicale mais peut aussi être prise en RCP (réunion de concertation pluridisciplinaire), où une équipe de différents spécialistes décide de la conduite thérapeutique à tenir. Sont présents des radiologues, des chirurgiens, des oncologues, des anatomopathologistes, des radiothérapeutes.

La chambre implantable

La chambre implantable est le symbole de la chimiothérapie, pour perfuser les produits toxiques pour les veines. C'est un petit réservoir en plastique que l'on insère dans une artère pour administrer la chimiothérapie. Cette chambre implantable se pose au bloc opératoire sous anesthésie générale par certains chirurgiens, ou sous anesthésie locale par d'autres. Il est évident que sous anesthésie générale, l'intervention se passe sans douleur. La pose dure entre 15 à 30 minutes dans la plupart des cas. Il existe de rares complications infectieuses ou thrombotiques révélées par une fièvre, une douleur inhabituelle en post-opératoire.

Soyez donc vigilants. Si vous ressentez l'un de ces troubles, vous devez impérativement recontacter dans les meilleurs délais votre médecin traitant ou votre médecin spécialiste. Lors de l'administration de vos produits dans cette chambre implantable, vous pouvez ressentir une brève douleur au début de chaque cure de chimiothérapie lors de la traversée de la peau par l'aiguille. Cette douleur peut être supprimée par l'utilisation d'anesthésique local type patch Emla. Vous pouvez vous en procurer en pharmacie sur ordonnance. Vous appliquez l'anesthésique local sur l'emplacement de votre chambre au moins 1 h avant la mise en place de l'aiguille. Le reste du temps, la chambre ne doit absolument pas être douloureuse. Si tel est le cas, ce n'est pas normal. Avec cette chambre implantable au quotidien, vous pouvez continuer à vous habiller de la même façon. Entre les périodes de perfusion, vous pouvez vous baigner, nager librement. Quelques activités physiques à haut risque sont déconseillées pour éviter de déplacer cette chambre implantable. Lorsque les perfusions durent plus de 24h, vous devez juste protéger le pansement lors d'une douche, à prendre plutôt qu'un bain. Vous pouvez également sortir des frontières françaises. Les matériaux de chambre sont en général en plastique et ne sont pas détectables par les radars de protection à l'aéroport. La chambre ne risque pas non plus d'être détériorée après ces passages car elle ne contient aucun système électronique.

La chirurgie

Après l'ablation d'une partie ou de la totalité d'un organe, certaines précautions sont à prendre pour éviter toutes complications et pour favoriser une bonne récupération. La cicatrice opératoire peut entraîner une raideur au niveau d'une région et ainsi limiter l'amplitude de certains mouvements. L'assouplir en la massant peut faciliter les mouvements. Le recours à la kinésithérapie peut également aider. Le kinésithérapeute conseille des mouvements adaptés simples tous les jours, dès le jour de l'intervention.

Il faut prévenir également les infections éventuelles, en évitant toute plaie, porte d'entrée de germe, en portant des gants lors du jardinage ou lorsque vous effectuez des travaux.

Désinfectez toutes les petites plaies ainsi que des piqûres d'insectes proches de la cicatrice. Evitez d'exposer les cicatrices au soleil pour éviter la pigmentation définitive.
L'exercice physique est recommandé en évitant les sports violents ou sollicitant la région opérée. Une alimentation saine et équilibrée aide aussi à retrouver la forme et lutte contre les prises de poids secondaire à l'immobilité. Enfin et surtout, le soutien et l'affection des personnes les plus proches contribuent aussi à un bon rétablissement.

En présence de cicatrices trop visibles, il existe des pansements spécifiques pour lutter contre les cicatrices hypertrophiques. Demandez-le à votre chirurgien, votre médecin
N'hésitez pas à vous masser la cicatrice avec les crèmes ou pommades que votre chirurgien vous aura prescrites. C'est souvent utile pour éviter d'avoir une cicatrice indurée et cela permet aussi de renouer avec votre féminité. C'est un geste à apprendre que de masser sa cicatrice, une sorte de tendresse perdue, retrouvée par cette délicate attention.

La radiothérapie

La radiothérapie en plusieurs séances brèves est indiquée généralement pour éviter les récidives locales, pour les décompressions nerveuses au niveau du rachis ou sur les chaînes ganglionnaires. Dans certains types de cancer, elle constitue l'élément principal du traitement.

Les anti-hormones

Les anti-œstrogènes chez la femme ou anti-androgènes chez l'homme sont proposés dans les cancers hormono-dépendants, le cancer du sein et le cancer de la prostate.

Le centre anti-douleur

Penser à faire intervenir les centres anti-douleur qui vous écoutent et trouvent souvent un traitement adapté pour soulager votre souffrance qui appauvrit.

Le choix entre ces différents types de traitements est une décision collégiale lors de ces RCP qui se déroulent dans chaque service d'oncologie. Le traitement est finement ajusté au cas par cas, avec cependant des grandes lignes protocolaires, en fonction de l'âge du patient, de l'organe atteint et du stade de dissémination.

La dérive

Quand ton corps est épuisé
Ton gouvernail est déboussolé,
Tristesse de tes chairs
Fatigue de tes chers.

Dans la nuit, cette joie usée
Danse la valse des maux
Puis l'aurore au soleil nacré
Caresse doucement ta peau.

Les effets secondaires des traitements lourds

Nos box de consultation sont un lieu de vie neutre où les émotions fortes se déversent aisément sans l'angoisse et la tension de la consultation d'oncologie. Certains patients au premier abord mutiques pour se protéger, nous expriment facilement leurs questions existentielles : « Docteur, vous pensez que c'est dû au traitement.. J'ai lu sur Internet que... Merci de m'avoir écoutée ! »

Les traitements des cancers vont agir à différentes stades du dysfonctionnement de la cellule. Mais ils vont aussi agir sur des cellules normales et seront alors responsables d'une réelle toxicité sur les tissus sains, effets secondaires parfois sévères transitoires ou définitifs. Le traitement est constamment une balance bénéfices risques à connaître et à réévaluer en permanence.

Retentissement de la chirurgie

Les infections, l'hématome et la cicatrice sont les principales préoccupations des chirurgiens. Les infections peuvent évoluer vers un abcès et une infection généralisée et sont à traiter par antibiotiques précocement. L'hématome peut être compressif ou bien être responsable d'une anémie qui dans de rare cas, impose une transfusion. Une reprise chirurgicale peut s'avérer être nécessaire. Un retard de cicatrisation est souvent rencontré dans les suites d'une infection avec un impact sur l'aspect esthétique. Certaines patientes cicatrisent mal ou développent des cicatrices hypertrophiques disgracieuses.

Le lymphœdème se rencontre après un curage ganglionnaire et nécessite quelques précautions. Il se rencontre surtout dans la chirurgie des cancers du sein.

Retentissement de la radiothérapie

La radiothérapie retarde la cicatrisation après n'importe quelle intervention chirurgicale, et a des conséquences selon l'endroit où elle est effectuée. Elle peut être responsable d'une diarrhée, d'une irritation de l'œsophage, d'une insuffisance de fonctionnement de la glande thyroïde, d'une atteinte des poumons ou du cœur. Ceci est fonction de la dose, de la tolérance personnelle et de l'état sous-jacent au moment de l'administration de la radiothérapie. Le traitement est encore une fois une question de bénéfices risques à avoir présent en tête. Il est primordial d'écouter les plaintes, de prendre en considération le ressenti de brûlure des patients. Le reiki peut être un moyen préventif des brûlures.

Retentissement de la chimiothérapie

L'atteinte des cellules sanguines est un effet secondaire qui survient précocement et fréquemment. Le sang comporte trois types de cellules : les globules rouges, les globules blancs et les plaquettes. La chimiothérapie touche les trois lignées à des degrés divers et dans un temps variable. La baisse des globules rouges est responsable d'une anémie, qui s'exprime par un essoufflement au moindre effort et une extrême fatigue. La diminution des globules blancs provoque des infections à traiter par antibiothérapie. La chute des plaquettes entraîne des hémorragies. La transfusion de produits sanguins est souvent nécessaire pour enrayer cette toxicité sanguine qui oblige à suspendre temporairement le traitement.

La perte de cheveux est une conséquence de n'importe quel type de chimiothérapie et peut être anticipée par la confection d'une prothèse capillaire. Il existe des centres spécialisés dans ce domaine. Le port de turbans ou de chapeaux assortis à une tenue est une solution à encourager pour garder tout son prestige.

L'atteinte neurologique se traduit par des douleurs résiduelles à type de décharges électriques. Ce peut être également des fourmillements ou une baisse de sensibilité dans une zone bien précise. Elle arrive à distance et l'origine peut être oubliée. Elle peut entraîner une diminution de la force musculaire dans certains territoires musculaires et des difficultés à la marche. Le traitement est difficile et très personnalisé.

L'atteinte cardiaque ou pulmonaire est fonction du type de traitement et de la dose reçue. Certains sont plus cardio toxiques. Les symptômes sont souvent communs : essoufflement s'aggravant au moindre effort, fatigue. Bien sûr, cet essoufflement peut avoir d'autres origines. C'est le piège classique. On se repose sur une situation établie. Définir ce qui revient à qui et à quoi est important pour ajuster le traitement. Nous attirons votre attention sur l'aggravation par le tabac de toute pathologie cardiaque et pulmonaire. L'arrêt du tabac est une sage décision. Reprendre une activité physique améliore également l'essoufflement, avec une équipe spécialisée dans la réhabilitation à l'effort, avec des kinésithérapeutes et des diététiciennes. Un préalable incontournable avant la reprise de toute activité physique est la pratique d'une épreuve d'effort par des personnes formées.

Certaines molécules sont responsables de douleurs osseuses, articulaires et musculaires réduisant le périmètre de marche. L'avis d'un rhumatologue est souhaitable.

Les traitements provoquent une baisse de la fertilité chez certains patients plus sensibles et des ménopauses précoces plus fréquentes. Il est important de prévenir les femmes et les hommes et les conseiller de préserver la fertilité chez les plus jeunes. Le statut hormonal de la femme ménopausée change. Tout un cortège de symptômes se manifeste en rapport avec la carence en œstrogènes. Ils sont variables dans le temps et dans leur intensité. Ils peuvent être majeurs chez certaines femmes ou très frustres chez d'autres. Cela dépend aussi de l'âge de la ménopause, plus difficilement supporté lorsqu'elle survient tôt dans la vie. Les premiers signes sont les bouffées de chaleur nocturnes, le plus souvent source d'insomnie. Les troubles du sommeil entraînent un état d'irritabilité, de fatigabilité. Les patientes se plaignent de douleurs articulaires et musculaires, de sécheresse de la peau, de la vulve et du vagin, de troubles urinaires, de baisse de libido, de chute de cheveux, de déprimette.

La chute en œstrogènes ou en testostérone a des conséquences sur l'os et favorise l'apparition de l'ostéoporose.

Ostéoporose

L'ostéoporose est une perte de la masse osseuse. L'os poreux devient plus fragile et se détériore chaque jour. Les os peuvent se casser lors d'une chute banale ou de traumatismes minimes de la vie. Tous les os peuvent faire l'objet d'une fracture mais certaines fractures sont plus fréquentes : fracture du poignet, fracture du col du fémur, fracture de vertèbre ou tassement vertébral. Ce sont ces tassements vertébraux qui provoquent la cyphose dorsale. Cette voussure de la colonne, peut être douloureuse lors de la formation de micro fractures vertébrales. En plus de l'inconvénient esthétique, et de ne plus avoir d'horizon, la cyphose peut provoquer des troubles respiratoires, digestifs et augmente le risque de chutes et donc de fractures. C'est un cercle vicieux. L'ostéoporose est trois fois plus fréquente chez la femme que chez l'homme.

La diminution des œstrogènes ou des androgènes, hormones mâles, entraîne une perte osseuse. Les plaintes se manifestent lorsque l'os se fracture. Le diagnostic peut se faire précocement lorsqu'on y pense dans les situations à risque, par la mesure de la densité osseuse. Cet examen évalue l'état des vertèbres, de la hanche et du poignet. Il est aussi utile pour constater les effets d'un traitement protecteur de l'os ou pour suivre l'évolution de l'ostéoporose.

Revivre après un cancer du sein, Dr Valérie Foussier, Josette Lyon, 2011

Douleur, centre antidouleur

Vous souffrez sans oser le dire. La chirurgie suivie ou précédée de la chimiothérapie, associée à une radiothérapie, un traitement anti hormonal, fait mal. Vous êtes perclus de douleurs, essoufflés au moindre effort, raplapla, sans envie. Cependant, ces douleurs vous signifient que vous êtes en vie.

Votre combat quotidien pour vaincre toute cette toxicité médicale vous endurcit. La prise en charge de la douleur constitue un objectif et représente un aspect primordial de votre qualité de vie. Elle est souvent considérée à tort comme une fatalité alors que de nombreux moyens pour la soulager existent.
La douleur est une expérience sensorielle et émotionnelle désagréable associée à un dommage tissulaire.
La douleur apparaît comme complexe. Il y a différents types de douleurs en fonction de la maladie du patient et de son ressenti. Une douleur d'origine psychologique est aussi légitime qu'une douleur physique. Toutes doivent être considérées avec la même attention.

La douleur aiguë, véritable signal d'alarme permet d'orienter le diagnostic. Elle peut être provoquée par les soins et disparaît le plus souvent après la suppression de sa cause.
La douleur chronique, destructrice est une maladie à part entière. Elle peut évoluer vers une véritable dépression. Toute douleur aiguë peut également évoluer vers une douleur chronique. Soyons attentif à ne pas laisser s'installer la douleur.

Le terme douleur recouvre diverses situations qu'il faut comprendre pour appréhender toutes les approches possibles. La perception d'une douleur est liée à la prise de conscience d'une agression externe ou interne menaçant l'intégrité de l'organisme. La sensation douloureuse dépend d'une composante sensorielle neurophysiologique pour l'intensité, la durée et d'une composante émotionnelle pour le côté insupportable.

Différents mécanismes sont impliqués dans les douleurs observées en cancérologie. Un premier mécanisme est l'activation du système sensoriel d'un organe : douleurs post-opératoire, inflammation aux points de perfusion. La lésion peut être induite par le cancer ou les traitements des cancers. Quand la cause est traitée, les douleurs évoluent vers la disparition. Tant que la cause persiste, la douleur persiste. Ce type de douleur répond bien aux anti-douleurs puissants. Un deuxième mécanisme est l'atteinte du système nerveux : compression d'un nerf par la tumeur, séquelle d'une chirurgie, toxicité neurologique de la chimiothérapie. Ce type de douleur est déroutant pour les patients, pouvant être décalée dans le temps, ressentie comme des brûlures, des décharges électriques, fourmillements et peut être associée à une réduction de la force musculaire. La douleur peut persister de façon chronique ce qui épuise et déprime. La dépression est un autre élément douloureux. Ces douleurs sont mal soulagées et nécessitent des traitements comme les antidépresseurs, les anti-épileptiques. Tous ces mécanismes peuvent aussi être intriqués. Alors la perception douloureuse sera amplifiée.

L'intensité de la douleur n'est pas liée à la taille ou la gravité du cancer. Il n'existe pas de règles permettant de préjuger de son intensité ou son retentissement. Son analyse et son échelle est cependant indispensable ainsi que son retentissement sur le sommeil, l'humeur, les activités du quotidien pour adapter la prise en charge de la douleur qui reste personnalisée en tenant compte des souhaits de chacun.

La douleur pousse à vous couper du monde à vous focaliser sur vous. La douleur a un point de départ, est une sensation pénible. Douleur du corps : rage de dent, colique néphrétique. Douleur de l'âme : deuil, chagrin d'amour. La douleur laisse encore plus de place à votre esprit à la souffrance, impact subjectif de la douleur qui s'en donne à cœur joie. La souffrance affaiblit, jusqu'à faire perdre l'envie de vivre et attenter à ses jours.
La douleur peut être un système de protection de l'organisme face à une agression. Mais il peut aussi succéder à un geste, à un mot de travers. Avec cela, on peut expliquer les douleurs chroniques qui persistent après la guérison de la lésion initiale. Il existe un lien étroit entre l'organisme, le psychologique dans la douleur. Certains mécanismes sont dits générateurs de douleur. Ils sont le point de départ de messages neurologiques qui vont aboutir à l'élaboration et la perception de la douleur au niveau cérébral. La mise en jeu de ces mécanismes explique la majorité des douleurs. Le cancer peut être à l'origine de la douleur mais n'oublions pas que les traitements des cancers également.

Les douleurs liées aux traitements sont parfois plus intenses que les douleurs liées au cancer. On peut être parfaitement guéri tout en ayant aussi mal. S'il vous plaît, osez le dire. Il est évident que le traitement de la douleur repose sur le traitement de la cause. Il est possible de soulager efficacement 80 % des douleurs. Lorsque les stratégies simples habituelles échouent, n'hésitez pas à avoir recours à ce que l'on appelle des médecines douces ou soins de support qui ont là toute leur valeur.

L'ablation d'un organe, une mauvaise reconstruction peuvent à elles seules engendrer une douleur morale intense et majorer les douleurs postopératoires. Une reconstruction sera effectivement le meilleur des traitements malgré les douleurs post-opératoires. Une prise en charge pluridisciplinaire de la douleur est également un plus avec une bonne coordination des acteurs.

Les douleurs résiduelles ne doivent pas être négligées car elles peuvent être un obstacle à la réinsertion et entretiennent une grande fatigue. Parfois ces douleurs sont facilement explicables, et néanmoins anormales, souvent difficiles à juguler, y compris avec l'arrêt du traitement jugé responsable. C'est ce qui fait finalement la gravité de la douleur. D'autres douleurs pernicieuses sont celles qui sont négligées depuis longtemps, qui évoluent à bas bruit sans être très intense mais qui sont omniprésentes. Elles peuvent entraîner une sorte de burn-out. Surtout lorsque la personne est seule. Accompagner quiconque dans sa douleur atténue l'intensité de celle-ci et favorise la réinsertion.

L'amélioration du parcours de soins pendant la phase de traitement du cancer contribue également à réduire les douleurs post-opératoires. Inclure les médecins traitants, les médecins référents dans la démarche thérapeutique est aussi essentiel.

Fatigue

La fatigue est collée à votre peau. Elle revêt différentes origines. Votre énergie vitale s'effiloche. La grande fatigue si caractéristique des traitements vous donne l'impression que vos yeux vont sortir de leurs orbites et vous ne voyez plus rien, ni même les mains tendues. Vous restez dans le noir complet. Tout vous paraît une montagne et vous gravissez plusieurs montagnes la même journée. La fatigue peut se décompenser en différents facteurs. La fatigue physique. La fatigue lutte. La fatigue révolte. La fatigue non sens. La fatigue absence d'envie.

La fatigue physique

Elle concerne toutes vos cellules. Vous n'avez aucun choix, le lit. La chimiothérapie, la radiothérapie, la douleur vous terrasse. Votre corps n'a pas le temps d'assimiler toutes les agressions thérapeutiques et pourtant votre environnement n'a pas changé d'un iota. D'où cet épuisement qui vous coupe du monde. Le corps n'a plus d'énergie. Il est plombé, douloureux, meurtri, blessé, exsangue. Votre énergie fuit par une faille que vous essayez de colmater. Ô sois sage ma fatigue. Mettez les mots qui conviennent à vos maux.
N'hésitez pas à vous allonger dès que vous ressentez cette chape de plomb. Elle sera plus facile à porter ensuite. Essayez différents types de repos. Respirez l'air frais. Vivez à votre rythme. Séance couette dès que possible. Organisez votre lieu de travail pour pouvoir faire la sieste. Supprimez de votre langage : « il faut que je fasse, que je finisse, que j'y arrive ». Dès que vous employez « il faut que », c'est que déjà vous forcez. Vous avez alors besoin d'une pause-café.
Un petit truc : changez d'activité dès que la concentration baisse du fait de la fatigue. Changez aussi souvent que vous en ressentez le besoin. Vous finirez en grande forme en ayant fait

bien plus de choses et avec une sensation d'être moins fatigués. Attention cela peut surprendre les autres qui vous diront encore « t'en fait trop »... Difficilement compréhensible mais efficace.

Acceptez votre fatigue en la prenant pour ce qu'elle est : besoin de repos. Quand vous avez soif, vous n'attendez pas pour aller boire. C'est pareil pour la fatigue. C'est le besoin vital du corps de se reposer. Vous pouvez la prévoir, mais elle peut aussi arriver sans crier gare à un moment inattendu. C'est le plus déroutant et difficile à accepter.

La mémoire ne se recharge plus. La durée moyenne d'un souvenir nouveau ne dépasse pas le quart d'heure, mais ce bonheur suffit à éclairer votre journée. La mémoire retient mieux les évènements émotionnels positifs. Regagnez la trace de vos petits projets quotidiens. Mettez-les en œuvre malgré votre corps affaibli.

La fatigue lutte

Elle est plus subtile. A force de lutter contre le sommeil parce que vous n'avez pas de lit à votre disposition, vous aggravez votre fatigue physique même si vous avez l'impression de tenir sur vos jambes. C'est un peu comme la douleur. Plus vous attendez pour la traiter, plus vous avez mal. Et cette fatigue lutte accentue d'autant plus une douleur que vous pouvez avoir, qui elle-même vous fatigue. Le résultat final donne un état d'énervement survolté avec des troubles du sommeil aggravant aussi ce cercle vicieux. Vous pouvez pallier à cela en organisant votre vie quotidienne de telle sorte que vous puissiez à tout moment vous allonger, ne serait-ce que quelques minutes. Non ce n'est pas impossible. C'est seulement difficile. Mais cela vaut le coup d'y réfléchir.

La fatigue révolte

Encore plus subtile. Vous avez l'impression d'être dans un monde hostile avec toutes sortes de bourreaux : hôpital ; corps médical, entourage, vous-même. Pourquoi cette injustice ? Pourquoi moi ? Vous êtes en perpétuelle guerre contre vous-même ou les autres. Mêlée à cette fatigue révolte, une fatigue culpabilité, autre versant de la révolte, énergie de guerre qui se retourne contre vous, invisible et tout aussi destructrice. Vous vous bombardez de reproches... et si j'avais fait ci et si j'avais pas fait ça. Saupoudrez votre vie de paix et vous verrez vous éloigner un fardeau parasite bien pesant. Vous regrettez la période d'avant le diagnostic, que vous avez tendance à idéaliser. Vous voulez continuer vos différentes activités ce qui vous pousse à râler, à pester, à réclamer à l'extrême de l'attention, à exiger des autres l'impossible, c'est-à-dire qu'ils changent eux. Vous vous sentez victime d'une supercherie, et ce sont les autres qui ne comprennent rien à rien. Cette fatigue résulte de cette énergie de guerre qui vous habite. Plus elle est grande, plus intense sera votre fatigue. La révolte ne sème que la tempête. Repérez que vous êtes en guerre et le calme apparaîtra. Vous pourrez alors mettre un peu de paix dans votre vie. C'est ce dont a besoin votre corps pour lutter contre la maladie et pour guérir. La fatigue s'éloignera comme un mauvais souvenir. Vous êtes acteur de votre vie et de votre bonheur. Vous avez toujours le choix d'être heureux comme celui d'être malheureux. Vous avez encore cette chance de voir le lever du soleil chaque matin, cette douceur qui vous nourrit, d'assister au coucher du soleil chaque soir, cette tendresse comme un baume apaisant. Pensez que le système médical fait de son mieux pour vous rendre la vie la plus agréable. Il a aussi ses ratés comme vous dans votre travail, à la maison. Posez-vous dans votre vie. Passez en revue tous vos succès, tout ce qui vous a rempli de joie. Faites une sorte de bilan de compétence de vie. Ce bilan de réussite ôte le poids de la fatigue et vous fait économiser votre énergie si précieuse.

La fatigue non sens

Quasi imperceptible. On ne la repère qu'avec une introspection personnelle, un développement personnel. C'est une fatigue absente de sens. Vous perdez contact avec vous-même. On ne la ressent que si on comprend la notion de sens. Ce sont des questions sans réponses qui accablent. Justement ce cancer n'a pas de sens. Ecoutez votre voie intérieure, déjà vous commencez à percevoir un sens. Lorsque vous l'aurez complètement trouvé, cette fatigue s'envolera. C'est le grand défi de l'être humain, trouver un sens à sa vie, le plus bel épisode de votre vie.

La fatigue absence d'envie

Piège car perceptible seulement par les autres. Vous avez perdu le sourire. Forcez-vous à rire car le sourire appelle le sourire. Vous serez étonnés de finir en éclats de rire et voir

votre visage de nouveau en mouvement. Visualisez des situations joyeuses, un voyage dans une de vos destinations de rêve, un bain dans des eaux turquoises, une sieste sur du sable blanc.
Faites votre liste j'aime/j'aime pas. Honorez trois plaisirs par jour. Votre maladie n'est plus aussi mauvaise. C'est un tremplin sublime pour accéder à votre véritable MOI. C'est un propulseur pour réaliser vos projets de vie en berne.

Pour lutter contre l'ennui, faites venir chez vous les occupations ludiques qui vous permettent de vous évader. Inscrivez-vous à des modules de formations qui vous passionnent par Internet. Une patiente s'est inscrite pendant sa chimio à des cours d'anglais avec possibilité de faire le travail par Internet dans la perspective d'être plus à l'aise pour son prochain voyage. Elle a parallèlement repris ses activités préférées jusque-là délaissées par cette envie de ne rien faire.

Décalage

La fatigue et la perte de cheveux sont bien connues. Le décalage, lui, est complètement ignoré et source d'incompréhension. A l'hôpital, vous rêvez d'être à la maison, et à la maison vous ne cessez de repenser à ce qui s'est passé à l'hôpital. Quand vous avez envie de pleurer, les autres rient. Quand vous voulez faire la fête, les autres sont tristes. Quand c'est la nuit, tout le monde dort et vous, vous arpentez les couloirs sans pouvoir fermer l'œil. Vous constatez bien vite qu'il existe deux mondes, vous et les autres. Vous avec votre cancer et les autres sans cancer. Vous vous sentez en perpétuel décalage vis-à-vis des autres. Vous ne vous sentez bien nulle part. Vous ne supportez plus l'humour qui finalement est le reflet souvent d'une faiblesse. Vous avez l'âme à feu et à sang, toujours écorchés, plus sensible aux guérillas. Il vous arrivera de pleurer parce que vous n'êtes plus en phase avec votre entourage, seuls sur terre. A vous de trouver les portes secrètes qui mènent de l'un à l'autre. Et pour ne pas vous sentir décalés, osez visiter le monde de l'autre. Petite astuce : prenez votre carnet, déversez-y tous vos reproches y compris les plus injustes, déversez votre vision du monde vu à travers votre prisme déformant émotionnel. Une fois que vous avez compris cette dyslexie émotionnelle, réajustez par une petite gymnastique cérébrale. Vous verrez qu'après vous ne serez plus obligés de changer vos verres, ils vous iront dans n'importe quelle circonstance. Vous découvrirez de nouvelles contrées pleines d'espérance. Ayez l'énergie de vous intéresser au monde qui vous entoure avec vos nouvelles lunettes adaptées à cette dyslexie émotionnelle. Vous allez finir par les découvrir innocents et vous ressentirez un réel émerveillement. Cela finira par mettre de la paix au fond de vous. Vous supporterez mieux cette injustice. Découvrez les autres et vous serez agréablement surpris de leur retour.

Vous êtes Superman, Wonderwoman

Vous acceptez cette fatigue et ce décalage. Vous perdez votre rôle d'interprète d'idées fausses, de dictateur maniaque de tout. Vous vous découvrez une personne riche, rayonnante de vie avec votre cancer. Vous avez besoin cependant d'une main guide pour franchir le premier pas, pour oser faire ce que vous n'avez jamais fait et qui vous plaît. Pour cela, cherchez une personne de confiance. Remerciez-vous pour tout ce que vous êtes capable d'endurer, de percevoir et de dispenser. Seuls Superman et Wonderwoman peuvent le faire. Remerciez les autres pour leur aide. Remercier c'est un vrai bonheur.

Parents, dites-le à vos enfants

Dès le début de votre maladie, expliquez-leur vos traitements de manière simple, imagée. Dites-leur que vous risquez d'être plus fatigués, de perdre vos cheveux, mais que vous n'êtes pas contagieux. En osant dire, vous les déculpabiliserez et les protégerez. Les enfants sont beaucoup plus forts que vous ne le pensez, ayez confiance en eux et en leurs ressources intérieures.
Utilisez des métaphores avec des mots simples, répétez même si c'est plusieurs fois par jour.

« Si vous avez de l'humour,vous pourrez acheter des perruques de déguisement de toutes les couleurs, et les essayer à tour de rôle pour dédramatiser l'objet » conseille Léa Ganzel dans son livre. Tenez compte de la colère, la tristesse potentielle de votre enfant qu'il n'aura aucun scrupule à exprimer de façon même violente face à votre maladie. Surtout ne la réprimez point. Laissez-la s'évacuer. Votre enfant a le droit d'être en colère et triste, puis ensuite vouloir s'amuser. Respectez ses différents temps émotionnels. Aidez-le en le

faisant dessiner votre cancer, ou intégrer des groupes de paroles ou en leur lisant des livres adaptés.

> *Comment parler du cancer d'un jeune parent à son enfant*, Léa Ganzel, Josette Lyon, août 2014

Quand je vais à ma chimio

Je n'aime pas les épinards
Quand je suis perfusé
Alors je mange du canard
Et bois beaucoup de rosé

Quand je pleure de douleur
Vite j'appelle mon masseur
Au revoir tristesse
Bonjour tendresse.

La philosophie

La maladie est toujours une expérience marquante et éprouvante dans votre vie. Vous prenez brutalement conscience des limites réelles de votre corps. Cette lucidité de vulnérabilité ou plus exactement de perte d'invulnérabilité tranche avec l'insouciance et l'inconscience de la bonne santé. La maladie chronique a une autre conséquence, celle d'entraîner des dépenses. Elle peut être un terrible révélateur ou catalyseur de la précarité.

Vous vivez avec un corps différent souvent diminué, ce qui modifie votre représentation du monde, malgré les progrès technologiques et a souvent un impact négatif sur votre sexualité. Cette réalité vous oblige à une réorganisation psychique d'autant plus délicate qu'elle peut survenir à un âge précoce dans votre vie. Certaines assertions comme on peut vivre normalement ou comme les autres, peuvent dans certains cas susciter une vive colère. Vivre normalement oui, avec quelques adaptations et séquelles. C'est ce que nous appelons ces leçons de vie. A chacun de trouver les siennes pour avoir ce luxe de dire : oui je vis bien avec, je suis épanoui même dans mon couple. Quelques pistes se trouvent dans le chapitre Cheminement intérieur, Parler d'amour.

On pourrait penser qu'une maladie chronique vous ampute de votre destin. Votre vie devient prévisible, centrée sur vos traitements et conséquences imposées ce qui vous vaut d'avoir un certain fatalisme déprimant. C'est là le piège à éviter. Non, vous pouvez retrouver les racines de votre destin, trouver un nouveau sens à votre vie et vous voir sortir grandis de cette lourde épreuve. Cependant, c'est un travail de longue haleine qui exige de ne pas avoir peur de souffrir de nouveau pour d'autres raisons. Le mot "temps" change littéralement de sens. Vous n'avez plus le temps de perdre votre temps. La perte de temps si faible soit elle devient presque insupportable comme si vous aviez du temps volé à rattraper. Le rapport au temps est complexe. Votre manière de percevoir la vie, a radicalement changé. Vous découvrez d'autres horizons, les médecines douces qui vous font alors saisir l'épicurisme dans la sécurité.

Les médecines douces, un collier thérapeutique

Les traitements conventionnels ont prouvé leur efficacité avec leur cortège d'effets secondaires. A force de souffrir, vous perdez les limites de votre corps et les limites de l'acceptable. Vous avez l'impression d'être envahi d'abeilles qui vous assassinent à petit feu. Elles vous donnent une raison d'être cloîtrés. Les médecines douces apportent un soutien, un collier thérapeutique, contrecarrent les effets collatéraux. Le reiki, l'hypnose, et l'art thérapie, quelques-unes de ses perles sont développées dans des chapitres spécifiques. Cherchez en essayant celles qui vous conviennent le mieux.

Voici quelques suggestions.

L'EMDR (Eyes Movement Desentization Reprocessing)

Vous venez de subir une agression avec une période post-traumatique. Une partie de votre passé peut ressurgir et vous amener sur un chemin où vous ne voulez pas aller. Il y a plusieurs façons de traiter ce traumatisme et cette période post-traumatique. Leur gestion se passe dans votre cerveau. Votre cerveau conscient activé va vous casser les oreilles par ses questions sans réponses, des déroulements de films sans fin. Il trie et range dans des fichiers, un peu comme vous avec votre ordinateur, lorsque vous classez vos fichiers dans tel ou tel dossier. Votre cerveau inconscient travaille la nuit. Certains fichiers émotionnels ont été classés par erreur à un mauvais endroit, ce qui est la situation la plus fréquente. Ce sont ses erreurs d'aiguillages qui sont responsables de symptômes parfois eux aussi déroutants. Certains peuvent être compréhensibles comme l'insomnie, une anxiété, une dépression. D'autres peuvent paraître inadaptés à une situation et dérouter également le corps médical, comme l'apparition d'une douleur abdominale ou autre, sans lien avec l'intervention.

C'est important de bien comprendre que cela peut découler simplement de votre gestion de la situation traumatique. La méthode EMDR peut vous apporter une solution en dénouant l'écheveau de laine enkysté dans un coin de votre cerveau, ce qui aura pour conséquence immédiate de voir disparaître tout ce qui était lié à ses erreurs de classement. Cela peut vous apporter un immense soulagement. Il n'y a pas de date limite par rapport au traumatisme pour pratiquer cette méthode.

Ce n'est pas la gravité du traumatisme qui vous anéantit, mais bel et bien la façon dont il est pris en charge.
EMDR : http://www.emdr-france.org)

La diététique et l'hygiène de vie

Une alimentation attrayante non carencée, en y joignant éventuellement la chrononutrition est une des perles de votre collier thérapeutique. Veillez à avoir un bon transit intestinal avec un apport hydrique suffisant. Les eaux alcalines type Vichy Célestins aide à lutter contre la toxicité des traitements. N'hésitez pas à prendre conseil avec une diététicienne qui vous guidera dans le choix de vos aliments, en privilégiant la qualité alimentaire avec maintien des vitamines et des oligo-éléments. Cela vous aidera à conserver votre tonus. Une prise régulière de vitamine D stimule l'immunité et lutte contre l'ostéoporose. Veillez à avoir un temps de sommeil suffisant.

Se faire un petit plaisir quotidien. Woody Allen disait « Il n'y a pas de mal à se faire du bien ». Allez au contact de la nature. Apprenez à respirer par le ventre. Profitez du temps libre pour vous reposer, réfléchir, écouter de la musique. Prenez le temps de vivre.

L'exercice physique permet de lutter contre la fatigue

Faites de l'exercice quotidiennement, de préférence au grand air. Débuter une rééducation avec un kinésithérapeute le plus vite possible lorsque vous avez une mobilité réduite. Pour améliorer le tonus général, marchez 5 minutes malgré la fatigue, tous les jours. Au bout d'une semaine, augmentez le temps de marche de 5 minutes toutes les semaines. Vous allez ainsi faire reculer la fatigue. Reculez chaque jour vos limites. Faites des projets sportifs qui nécessitent un entraînement soutenu pour sa réalisation. Pour lutter contre l'amyotrophie des quadriceps, due à un alitement même d'une semaine ou due à une prise excessive de corticoïdes, prenez des poids et remusclez-vous dans le lit. Commencez par des poids de 1 kg puis 2 kg. Faites du vélo d'appartement à proposer dans les services d'oncologie. Faites-vous aider d'un kiné dès le début de votre chimio. Les bénéfices de l'exercice physique sont prouvés sur le poids, le moral et l'ostéoporose. Il protégerait contre les récidives.

L'écoute active

Lorsqu'une personne a été bien écoutée dans sa globalité, et bien informée par rapport à sa problématique, elle peut mieux comprendre les enjeux d'un traitement lourd. L'écoute active permet de voir comment vous prenez ce choc qui est l'annonce de votre cancer. L'écoute permet de comprendre ce que représentent pour vous le cancer, la maladie et également la mort. Le besoin de parler, mais aussi le besoin d'informations de la part du corps médical est énorme chez vous à ce moment précis. Beaucoup nous disent qu'ils aimeraient qu'il existe des lieux de paroles où ils pourraient aller et être sûrs d'être écoutés. Dans cette écoute, une multitude d'informations peuvent être tirées : étude de votre personnalité et de vos valeurs et de vos croyances, recherche de vos anciens conflits non résolus. L'écoute active permet de faire l'évaluation de votre état anxio-dépressif, trop souvent sous-estimé. A la suite de cette écoute, certaines conduites à tenir peuvent en découler. Vous aider à surmonter le choc du diagnostic, à reconnaître vos besoins, à rechercher vos ressources, à rester dans le rythme de la vie avec votre tête, votre corps et votre cœur, à accepter la maladie. Vous apprendre à dire non, à lutter contre le stress, à communiquer sans jugement, à sourire aux autres, à demander du soutien et à ne pas tomber dans l'accusation de l'autre ou de l'autoaccusation, à libérer les vieilles rancœurs, rancunes et culpabilité, à retrouver votre confiance en soi, en étant vous-même. Ensuite, vous pourrez définir des buts dans votre vie personnelle, familiale, professionnelle ou sociale. Le moral, c'est les 3/4 de la guérison.

L'acupression ou digitoponcture, réflexologie plantaire

L'acupression est une technique chinoise, qui utilise les mêmes méridiens que l'acupuncture. Elle se fait soit à l'aide de l'index, soit à l'aide d'un bâton de bois au bout arrondi. Cela consiste en un massage de zones énergétiques bien spécifiques.

Ces zones correspondent aux douze méridiens :

- Méridien du foie,
- Méridien du poumon,
- Méridien du gros intestin,
- Méridien de l'estomac,

- Méridien du péricarde,
- Méridien du pancréas/rate,
- Méridien de l'intestin grêle,
- Méridien de la vessie,
- Méridien des reins,
- Méridien maître cœur,
- Méridien des trois réchauffeurs,
- Méridien de la vésicule biliaire.

Chaque méridien est assimilé à certaines zones du corps bien précises et symétriques. Ces zones peuvent provoquer des dysfonctionnements si elles sont déséquilibrées. Le méridien qui regroupe ces différents points permet de véhiculer l'énergie vitale. L'acupression permet de rééquilibrer les énergies du corps. Cette technique, issue des arts martiaux, était utilisée par les maîtres afin de traiter les luxations et autres traumatismes. Ainsi, on peut traiter toutes sortes de troubles comme l'arrêt du tabac.
La réflexologie plantaire consiste à pratiquer des points de pression sur les pieds qui correspondent à des zones du corps afin d'apaiser les zones de tension.

La cristallisation des émotions

Émotionnellement, notre esprit et notre corps sont indissociables. Les maux du corps sont les maux de l'âme. Notre esprit transmet au corps certaines douleurs, blocages, dysfonctions ou tensions. Imaginons différentes épaisseurs sous la peau. La première, la plus profonde, daterait du début de notre conception et la dernière la plus superficielle, correspondrait à nos émotions actuelles. Un corps sain est un corps dans lequel on peut enfoncer le doigt n'importe où sans douleur aucune avec une pression modérée. A titre d'exemple, on doit pouvoir enfoncer un pouce dans l'abdomen, sans qu'il y ait de résistance de ce dernier. Il doit être souple et détendu. Le travail sur la cristallisation des émotions consiste à éliminer des tensions sur le corps en appuyant légèrement sur la zone sensible. La douleur est présente puis s'estompe. C'est le signe que les énergies de la zone traitée, se disloquent. Puis on enfonce un peu plus encore le doigt et l'on réitère la technique jusqu'à disparition de la douleur. Certaines zones nécessitent un travail en plusieurs séances.

Lors d'une séance de reiki, certains maux ancrés et profonds peuvent remonter au conscient et se manifester par une douleur ou tension. L'acupression permet de faire circuler ces énergies et de « laver » le corps.

L'acupuncture, l'auriculothérapie

De très fines aiguilles stériles sont introduites sous la peau à des points précis des tissus ou des organes le long des passages d'énergie du corps appelés méridiens, les mêmes que précédemment cités. L'acupuncture augmente la production des antalgiques naturels. Elle soulage les douleurs. L'auriculothérapie, acupuncture auriculaire, est une technique française largement utilisée actuellement. L'oreille est une représentation miroir des organes. Le lobe correspond à la tête, la conque aux viscères, l'anthélix aux membres et la crête de l'anthélix aux vertèbres. Les points de l'oreille sont liés directement au système nerveux central par l'intermédiaire d'une innervation complexe. Une stimulation de ces points permet de traiter la partie du corps à laquelle ils correspondent et de soulager des troubles ou des maladies.

L'auriculothérapie s'avère d'ailleurs particulièrement efficace dans le traitement de la douleur, des angoisses, de la dépression.

La kinésiologie

C'est une méthode relative à l'étude des mouvements du corps humain, qui utilise un test musculaire pour dépister les blocages énergétiques. Le diagnostic du praticien se fonde sur les relations entre les muscles, les méridiens, les organes, et les émotions en tenant compte de la mémoire de la personne, la mémoire cellulaire.

Le yoga

Le yoga est une philosophie indienne, la quête d'une harmonie corps et esprit. Cet état s'inscrit dans l'instant présent, et est potentiellement accessible à tout être humain. Au cœur du yoga, il y a un message important : tout être humain est naturellement équilibré et entier. Le yoga est la voie vers une plus grande conscience de cette entité intérieure, le Soi. Lorsque nous suivons la voie du yoga, il prend dans notre vie une importance profonde. Il nous permet d'agir conformément à nos besoins et aux valeurs qui nous sont les plus chères. Il nous apprend à renforcer notre corps, à détendre, à équilibrer notre système nerveux et à trouver la paix et la concentration sur un objet. Le yoga est une philosophie qui induit le respect d'autrui, la paix et la non violence.

Il existe de nombreuses voies et styles de yoga liés aux différentes aspirations individuelles à celle du yogi en réponse à l'extrême diversité des attentes de chacun. N'importe qui sans exceptions peut s'adonner au yoga. Valérie a eu l'occasion lors de son voyage en Inde de découvrir le yoga des airs, en suspension, en apesanteur. Il se pratique avec un harnais pouvant être relaxant, idéal pour se libérer le corps et l'esprit et qui peut vous faire planer.

La méditation

C'est une technique de lâcher-prise que nous conseillons vivement comme un exercice spirituel qui revigore le corps. Cette discipline mentale apprend à contrôler son esprit et à détendre son corps pour parvenir à avoir les idées claires et à trouver la paix. Le but est de prendre conscience de ce que vit le corps à cet instant. Prendre conscience de sa respiration, du poids de son corps sur la table, des bruits de l'environnement. C'est un travail qui permet au conscient d'éviter de penser, de ruminer sur ce qu'il se passe de négatif dans sa vie.

Le but est de ramener sa conscience à ce que le corps vit et entend, pour reprendre contact avec soi. Nous sommes continuellement parasités par le stress, à penser à ce que l'on doit faire tout à l'heure pour demain, à ce que l'on aurait dû faire hier pour avant-hier et nous ne vivons pas dans l'instant présent. C'est un travail qui n'est pas facile car on ne peut pas arrêter sur commande, le cerveau de penser. C'est un automatisme naturel et normal qui ne permet pas à l'esprit et au corps de se reposer.

Or si l'esprit ressasse, le corps souffre. Si l'esprit est serein et calme, le corps se détend. La méditation ne mène pas à l'endormissement contrairement à la relaxation. Il permet de mettre de côté les ressentis négatifs et d'éprouver simplement le plaisir de se sentir vivre. En apprenant cette technique et en la répétant chez soi quelques minutes dans la journée, le corps apprend à se relaxer. Il est bon de le pratiquer lorsque l'on sent des émotions négatives monter en soi. Cela permet de garder un contrôle sur ce que l'on ressent. En chassant ce qui provoque des crispations et des tensions, on finit par mieux vivre son quotidien. Lorsque la maladie est chronique, la méditation permet de mieux accepter la douleur. Plus on lutte contre un phénomène présent dans le corps, plus la douleur, angoisse ou tension, va se réveiller pour se permettre d'exister. Si on lui laisse de la place et qu'on accepte qu'elle existe, on la vivra moins difficilement. C'est aussi important que le travail effectué lors des séances de reiki. La réussite d'un soin passe aussi par le travail que le malade va fournir sur lui-même. C'est ce que nous apprenons à nos patients.

L'aromathérapie

C'est une thérapie qui utilise l'essence des plantes, leur substance odorante sous forme liquide. Chaque plante a ses vertus. Il existe plusieurs méthodes d'extraction des essences afin d'en produire une huile essentielle. Les huiles essentielles doivent être utilisées avec précaution. Il faut en connaître la posologie, les indications et les contre-indications. Leur mode d'application est important car une dilution est nécessaire dans certains cas. Lorsqu'elle n'est pas respectée, elle peut provoquer des réactions cutanées. De même, qu'il existe une grande variété d'huiles, les huiles bio et naturelles sont recommandées. Ces molécules d'énergie vitale « intelligentes » vont aller cibler l'organe ou la région à soulager et ainsi rééquilibrer l'harmonie de l'organisme. Les huiles essentielles ont un effet bénéfique indéniable pour aider le corps à retrouver un bien-être.

Une variante, les Fleurs de Bach, essences florales originales mises au point par le médecin anglais Edward Bach vers 1930. On compte 38 préparations chacune ayant été créées pour résoudre un problème émotionnel. Le choix des élixirs est donc fondé sur l'état émotionnel et non sur les symptômes physiques. Les composés de fleurs sont à prendre sous forme de gouttes à diluer dans un verre d'eau. Efficace dans les angoisses irraisonnées, manque de motivation.

L'aquathérapie

L'aquathérapie vous plonge dans l'eau salée. Vous respirez en immersion. Vous effectuez des exercices de flottaison-équilibration, de redressement-propulsion. C'est une belle gestion de la panique de l'eau ou paniques d'autres origines réveillées par l'eau. Déclics libérateurs et changement de la relation au corps. Découverte de sa peur de mourir. N'ayant plus peur de mourir en trouvant le chemin de votre âme, vous n'aurez plus peur de vivre. La totalité de l'espace est un océan d'amour. Sensation grandiose d'un bien être absolu.

L'aquathérapie donne le sentiment qu'un voile se lève. Vous êtes un bateau secoué sur une mer sombre et agitée. Malgré la tempête, vous vous sentez en sécurité, vous déversez votre désarroi. L'aquathérapie vous offre l'occasion de vous libérer de vos émotions négatives sans les transmettre à qui que ce soit, ce qui peut permettre de lâcher prise. Ces expériences aquatiques permettent de débrancher le mental et d'être à l'écoute de ses sensations kinesthésiques, le miracle du toucher aquatique. La confiance en l'eau amène plus de confiance tous les jours. L'aquathérapie, une transfusion de quiétude.

Libérez-vous de vos peurs grâce à l'aquathérapie, Catherine Bouquet-Proteau, Josette Lyon, 2011

Les soins esthétiques et modelages

N'hésitez pas à avoir recours aux soins esthétiques, modelage du visage, esthéticienne. Vous rêvez de petits massages des pieds, n'hésitez pas à avoir recours à la réflexologie plantaire. Il existe des esthéticiennes qui travaillent en collaboration avec l'hôpital et qui se déplacent régulièrement pour assurer ces merveilleux soins dont vous raffolez secrètement, cette douceur et légèreté. Ce sont de véritables caresses thérapeutiques, des moments qui permettent d'oublier un peu votre souffrance. Vous pouvez demander ce cadeau à votre entourage ou famille d'organiser cela à l'hôpital via des services de prestations assurées pendant toute l'année. Renseignez vous sur les jours. Offrez-vous ce délice pendant la chimiothérapie, moment où vous avez une soif permanente de câlins. Utilisez ces caresses bienfaisantes, les soins esthétiques, les massages du visage. Etre touché par des mains aimantes procure une merveilleuse détente qui redonne confiance en soi. Ce sont des mains qui ne voient pas votre cancer, mais qui chérissent votre corps et votre personne.

Grâce à ces massages, votre corps entend un nouveau message de paix, d'harmonie, d'amour. Vous lui offrez de prendre soin de lui, si important. Organisez-vous régulièrement des séances de soins, respectez ce nouveau rythme et incluez-le dans votre rythme de vie régulier. Changez votre mode emploi. Quel ajustement pouvez-vous apporter à votre journée pour vous satisfaire, pour prendre soin de vous régulièrement ?

Un sens à sa vie, l'amour de la vie

Trouvez votre voie pour faire émerger l'espoir. Recherchez et donnez un sens à votre vie. Les personnes ayant vécu des états proches de la mort reviennent vers nous avec des images merveilleuses, de tunnels lumineux, d'êtres surnaturels remplis d'amour et de compréhension. Ils sont tous transformés par cette expérience et parfois trouvent en retour un but suprême à leur vie. La maladie du cancer est une sorte de rappel à l'ordre, un fort stimulant obligeant à reprendre le fil de son destin. C'est une belle occasion de savoir qui on est, une belle rencontre en perspective.

Parlez-moi d'amour

Montrez votre sein abimé et vous serez surprise d'entendre : « Oh, ton chirurgien a bien travaillé », « Ah, il est nickel chrome »

Pour vaincre l'angoisse de la transfusion, ou de la chambre bouchée, vous pouvez envoyer des messages d'amour et vous en recevrez décuplés, ce qui vous permettra d'accepter ce moment qui vous terrifie. Sortez de votre camp de retraitée de la vie avec ce cancer en envoyant des messages. Accouchez de la femme qui est en vous. Interrogez-vous sur ce qui fait le plus mal dans cette perte d'image : le regard de votre conjoint, le regard de vos enfants, vos kilos en trop. En fait, c'est un mélange de honte de votre taille, de vos seins abimés, de votre libido en panne. Vous n'avez plus d'habits normaux dans les magasins, vous vous traitez d'éléphants de mer. Acceptez, arrêtez de vous juger et de juger cette injustice. Commencez par fabriquer vous-même vos habits, ou trouvez des stylistes qui vous confectionnent un vêtement sur mesure. Regardez-vous avec plus de tendresse, allez satisfaire votre envie intarissable d'être touchée, d'être massée à la moindre tentative d'insultes à votre égard. Nommez ce qui vous fait mal sans vous mentir. Trouvez un acte de tendresse par jour. Vivre bien avec ce que vous avez et non avec ce que vous n'avez plus. Osez aller vers plus de féminité.

Vous vous réveillez amputée de quelque chose avec une chambre implantable

Vous sentez votre corps comme censuré. Imaginez-vous être le modèle de Rodin, vous faire enduire d'onguent par ses mains velues et douces qui captent toute votre féminité. Vous découvrez la rondeur de votre sein indemne, toujours sensible. L'éblouissement de votre visage vous traverse le cœur. C'est une scène fantastique sculptée dans vos lobes visuels. Vous retrouvez l'incandescence du volcan de votre corps comme le volcan islandais qui se réveille. Une porte ouverte dans le firmament, ce nouveau bonheur d'être en harmonie avec vous-même. Vous retrouvez votre corps sensuel car votre sensualité reste intacte malgré votre féminité différente. Vous redécouvrez la jeunesse de votre corps qui s'était endormi. Vous laissez votre peau de chagrin pour savourer les plaisirs du moment, la beauté du lieu dans lequel vous êtes : vos statuettes en verre, vos figurines ballerines, les brassées de fleur coupées, la douceur et la fluidité de l'air odorant. Vous arborez un large sourire aux lèvres que Rodin se serait empressé de capter et saisir. Vous vous devez de devenir une femme accomplie.

Vos cheveux tombent

Il y a eu beaucoup de progrès dans le domaine de la prothèse capillaire. Cependant, une perruque de qualité, esthétique et confortable qui ne s'envole pas au moindre souffle, qui ne gratte pas à la moindre bouffée de chaleur est onéreuse. Investissez dans une prothèse capillaire. Se montrer devant les enfants est encore une autre histoire. Leurs regards peuvent être sans pitié et leurs paroles extrêmement venimeuses comme « maman t'es moche ». Les enfants n'ont pas toujours le vocabulaire suffisant pour exprimer leurs émotions dans le détail.

Nous conseillons aux mamans et aux papas qui ont vécu cela de reprendre leurs enfants en quête de savoir et de réassurance tant leur angoisse est grande de voir leur mère dans cet état. Dans « maman t'es moche », il faut y voir un autre message. Maman combien de temps tu vas être malade ? Maman est-ce que tu pourras encore veiller sur moi ? Maman j'ai besoin de ton sourire, que tu t'occupes plus de moi ».

Il n'est pas rare que les femmes et les hommes aillent jusqu'à ressentir ce sentiment de gêne vis-à-vis des autres et se comportent comme telle en perdant effectivement leur sourire et en adoptant à leur insu un visage austère grave, triste. Une patiente disait « j'avais l'impression de gêner les autres avec ma maladie ». Les gens ont l'impression qu'ils doivent se cacher de leurs enfants, se cacher de la société, se cacher du qu'en dira-t-on. Que pourrait-il dire devant ce crâne chauve ?

La honte envahit tout le corps à partir de cette tête nue. Certaines grands-mères se voient aussi dépouillées de leurs instincts de grands-mères avec ce crâne chauve n'osant même plus prendre leur petit-fils, n'osant plus s'occuper de leurs petits-enfants en bas âge. La tête nue devient une obsession. Retirer sa perruque, son foulard, son turban, son chapeau, c'est dévoiler son intimité. Vous vous enfermez dans votre chambre dans cette souffrance de n'avoir plus de cheveux, ce qui accroît votre douleur.

Ne confondez pas l'organe malade et votre personne. Vous restez une femme, un homme tout aussi séduisants. Vous avez juste à choisir quelle femme, quel homme vous voulez devenir, à choisir de vivre avec cette nouvelle composante. C'est un acte accessible à tous ceux qui veulent bien se battre.

Faites un contrat avec vous-même, vous faire belle, beau, tous les jours

Quand vous aurez atteint le sommet de vous sentir belle ou beau, cela vous donnera bien sûr une belle assurance qui chasse et nettoie en vous toutes ces cellules peinées, endolories. Les maris ici ont un rôle fondamental. Regardez votre femme, votre mari, complimentez-les, sortez votre tendresse de vos poches, soyez dépensiers de « ah ce que tu es jolie avec tel turban assorti à ta robe », ou « tu es beau ce matin au réveil, reposé. » Offrez-leur vous-même ce turban, cette étole, ce foulard, ce chapeau, ce bijou assorti qui relève leur robe saillante. Elles attendent toutes le regard émerveillé et sincère du monde entier. La plus belle victoire sur soi-même est de se sentir belle. Se sentir belle donne cette force d'enlever le turban ou autre prothèse qui devient alors gênante et fait transpirer. Quelle satisfaction que de déambuler dans son propre appartement devant ses enfants, son mari, la tête nue sans peur. Quel bonheur d'avoir vaincu ce dragon intérieur.

Quelle femme avez-vous envie d'être ?

Osez vous mettre à nue dans votre féminité qui ne s'est pas envolée. Faites des essais et surtout ne vous limitez pas à « ça va bien comme ça, j'en fais trop ». Vous avez tout à y gagner. N'oubliez pas que chaque jour est une grande victoire sur vos peurs et le cancer n'aura plus le même pouvoir sur vous. La marche est plus assurée. Vous êtes habillée, maquillée, coiffée comme vous aimez. Osez vous montrer sur cette facette de nouvelle femme, belle de corps et de cœur. Il n'y a du vent que pour ceux qui savent où aller. Ce nouveau regard a le don aussi de rassurer la société et celle-ci peut vous renvoyer alors ce regard que vous attendez tant. Grâce à ce cancer, vous êtes plus belle. Vous n'êtes plus reléguée aux oubliettes. Vous êtes extraordinaire.

Quel homme avait vous envie d'être ?

Si vous avez une panne de libido, laissez-vous choyer par votre conjointe, cela reviendra. Ne vous isolez pas dans votre caverne. Résolvez les problèmes avec elle, sans pour autant vous sentir amputé de votre dignité.

Vous êtes encore et toujours fatigués

La fatigue est bien connue pour être un tue-l'amour chez Madame tout le monde. Rajoutée au reste, elle plombe la sexualité. Trouvez des moments lorsque vous êtes moins fatiguée. Allégez-vous de la moindre tache. Déléguez vos servitudes.

Retrouvez une vie de couple

Avoir une sexualité épanouie après un cancer du sein est bien plus difficile que de s'épanouir au travail. Combien de fois on entend en réponse à la question : votre vie de couple, comment c'est : « il est parti, il ne me touche plus depuis que... et j'en souffre ». De nombreux hommes sont dans le déni de la maladie de leur conjointe. Ils fuient par simplicité, par immaturité par angoisse de l'avenir, par la peur qui renvoie à leur propre histoire ou pour autre chose. Essayez de découvrir pourquoi vos conjoints sont partis en cherchant de l'aide.

Retrouver une sexualité épanouie, c'est oser parler de vos réelles meurtrissures endurées pendant parfois des années en silence. Rompez ce silence pernicieux qui entretien la honte et qui n'offre surtout rien en retour. Cette sexualité sera probablement différente de celle que vous avez vécue avant votre maladie. Elle passe par aimer son corps avec ses imperfections : ses cicatrices, une grande fatigue, une sécheresse de la peau et des muqueuses, une perte de cheveux. La sexualité n'est pas un luxe. C'est important pour votre qualité de vie, pour votre guérison et est également nécessaire pour votre descendance Utilisez aussi votre imagination pour la vivre en harmonie avec votre nouveau corps et à la hauteur de vos exigences.

Si vous êtes confrontés à des problèmes relationnels, prenez le temps de les identifier et d'en parler à votre partenaire ou à votre médecin. Si vous souffrez d'une panne de libido, de ne plus être touchée ou regardée, d'une sécheresse vaginale, ce n'est pas une fatalité. S'il vous plaît, parlez-en aussi à votre médecin. Il y a des solutions. En cas de sécheresse vaginale, un traitement local à base de gel lubrifiant peut vous aider. Ne restez plus prostrées et cloitrées dans votre silence ou résignation. La sexualité n'est pas un luxe ou un confort de vie. Cela maintient le moral au beau fixe et c'est aussi important que de boire, de manger et de respirer. A chaque couple de découvrir celle qui l'épanouit et de voler sur les ailes blanches de l'amour. Avec un drap de créativité et une couverture d'amour, ce dont elles ont le plus besoin. L'amour c'est un chemin, c'est un fruit que l'on déguste chaque jour et apprécie un peu plus le lendemain.

Mesdames, Messieurs, acceptez la tendresse de votre partenaire, c'est une bonne occasion de l'impliquer et de lui donner les moyens de vous soutenir dans cette dure épreuve.

2.
Le collier thérapeutique

Le reiki

Le reiki offre de réelles possibilités lorsqu'il est dispensé par des praticiens compétents initiés par de vrais maitres reiki. On peut, par ailleurs, se former au reiki afin de se faire ces soins à soi-même, en s'assurant de la qualification du maître reiki à qui l'on s'adressera.

Un bien-être au quotidien

Le reiki est né d'une technique japonaise qui utilise une énergie naturelle. *Rei* signifie évolution de vie et *ki*, énergie qui nous entoure. Le reiki mène à une ouverture d'esprit qui guide et harmonise l'énergie vitale présente en chacun d'entre nous. Ce n'est pas un traitement en soi. Il aide le corps à se rétablir en cas de faiblesse, à renforcer l'effet d'un traitement médicamenteux en cas de pathologies chroniques. C'est un très bon complément à la relaxation ou à d'autres pratiques comme le yoga. Il permet d'ouvrir la conscience de chacun. C'est une prise de contact avec soi-même, une écoute de son corps et de ses réactions, une découverte de sensations, un rendez-vous avec son soi profond.

Il n'est pas rare d'associer des expressions à des situations vécues ou de somatiser des ressentis : avoir une boule à la gorge, un nœud à l'estomac. Elles naissent d'émotions négatives ressenties par le corps qui créent des tensions et des blocages. Une sorte de boulevard où les feux passeraient au rouge petit à petit jusqu'à bloquer la circulation. Il s'agit ici de la circulation des énergies. Ces dernières entrent par le point culminant du corps humain, la tête, et sortent par les extrémités : les mains et les pieds. Pourquoi n'acceptons-nous pas de considérer notre corps comme un détecteur et qu'un mal être intérieur se manifeste par un mal physique, pour permettre à notre conscient de se poser un instant afin de faire un point sur le chemin parcouru jusqu'alors.

L'acupuncteur travaille sur des zones énergétiques avec des aiguilles. Je travaille aussi sur des zones biens précises, à la différence que mes outils de travail sont mes mains. Je travaille avec l'énergie naturelle qui nous entoure.

Certains vont être plus réceptifs et par conséquent auront plus de sensations pendant la séance. Les autres n'auront pas forcément de sensation pendant la séance, mais les énergies passent et agissent quoi qu'il arrive. Leurs effets continuent après le soin. Jusqu'à ce qu'elles « s'épuisent ». Le reiki agit aussi bien sur les êtres vivants de tout âge, que sur les animaux, preuve que les énergies n'ont pas besoin de croyances pour agir. Le soin touche en profondeur pour atteindre l'inconscient et aide le patient à mieux lutter dans son combat.

Les obstacles de la vie nous mettent à l'épreuve et nous renforcent ou nous font changer pour comprendre certaines choses. Le reiki aide le corps à guérir. Un patient fort mentalement verra l'énergie attribuée agir directement au niveau de l'endroit à soulager. Je ne sais jamais quelles vont être les améliorations apportées sur la personne quand je lui fais une première séance.

Je ne peux d'ailleurs jamais réellement connaître le temps, le nombre de séances qui seront à effectuer. Des maux peuvent disparaître rapidement en une séance comme les insomnies ou les états de déprimes passagères. Mais en aucun cas il peut se substituer à un traitement médicamenteux dans les pathologies déclarées ou chroniques. Il va aider le corps à lutter contre la souffrance endurée. Toutefois, il faut rester vigilant. Un praticien ne doit pas vous faire interrompre un traitement à sa guise. Il doit connaître les limites de sa pratique et ne pas vous induire en erreur en vous donnant de fausses croyances ou espoirs sur les résultats escomptés. Il doit aussi savoir stopper les soins quand il n'y a plus d'évolution.

Il est malheureusement facile de profiter de la faiblesse d'un patient qui est prêt à tout pour voir des jours meilleurs.

De plus en plus de médecins amènent leur patient à consulter des praticiens de médecine douce afin d'offrir une chance supplémentaire au patient. Je remercie ces médecins et notamment Valérie, qui ont le courage de faire cette démarche. Les médecins sont souvent réticents à ces pratiques, pensant que le traitement médicamenteux est la seule option.

Les chakras

Je ne peux pas vous parler de reiki sans ces fameux chakras. Il y a douze chakras et sept principaux sur lesquels je travaille plus particulièrement. Les chakras sont comparables à des tourbillons d'énergie. Ils ne peuvent être visibles à l'œil nu, mais on peut les détecter avec un équipement électronique sensible. Pour ma part, je ressens ces sources énergétiques qui se manifestent par des sensations de chaleur, fraîcheur ou picotement selon le problème de santé, lorsque je « scanne » le corps du patient avec mes mains. Ces chakras sont représentés par différentes couleurs. Le reiki consiste à les désencombrer et à les recharger en nouvelles énergies. On débarrasse ainsi le corps des énergies « usées ». C'est ce processus qui mène au soulagement jusqu'à la guérison du patient, dans certains cas.

Les 7 chakras principaux sollicités

Le **1**er est situé entre l'organe génital et l'anus, chakra racine. Il se situe à la base de la colonne vertébrale. Il est rattaché aux glandes surrénales, à la structure osseuse du corps ainsi qu'à la partie basse du corps (anus, rectum, jambes, pieds) et a pour fonction d'apporter bien-être et sécurité. Quand ce chakra est correctement ouvert, le patient se sent fort et est capable d'affronter les obstacles de la vie. Lorsque ce chakra est bloqué, le patient va être atteint au niveau de sa résistance psychique et physique et souffrir d'insécurité. Il peut connaître des difficultés à concrétiser ses projets tant personnels que professionnels et souffrir d'une impression de manque. Le patient peut chercher à le compenser en consommant des excitants ou en abusant de nourriture. Sa couleur est le rouge.

Le **2e** chakra est situé entre le pubis et le nombril, chakra sacré. Ce chakra est le centre de l'énergie sexuelle ainsi que de la reproduction. Il est un acteur majeur dans les relations avec les autres. Il stimule aussi la créativité artistique. Son fonctionnement révèle la nature profonde d'un être. Pour exemple, les sages ont un ventre souple et détendu. Il gouverne les organes du bas-ventre ainsi que les fonctions éliminatoires. Il dépend de la manière dont on va assimiler et digérer les émotions. Le blocage de ce chakra entraîne des troubles de la sexualité, de la fécondité mais aussi peut être responsable d'une impuissance, d'une infection génitale ou encore d'une agitation perpétuelle. Sa couleur est le orange.

Le **3**^e^ chakra se situe à 3 doigts au-dessus du nombril, chakra du plexus solaire, relié aux émotions. C'est le siège de notre personnalité. Il est associé à l'ego. Il est en cause dans les réactions de peur, d'anxiété et d'inquiétude. Lorsque ce chakra est correctement ouvert, le patient a du respect pour lui-même et pour les autres. Il est gai, ouvert, détendu. Si ce chakra est bloqué, les émotions envahissent le patient et atteint sa joie de vivre. Il est responsable des états de déprime, des spasmophilies, des problèmes de foie. Sa couleur est le jaune.

Le **4ᵉ** chakra est situé vers le cœur, chakra de l'amour. Le chakra du cœur représente le centre de l'équilibre, le centre des sentiments nobles. Il est le lien entre les chakras du dessous, reliés au corps physique, et ceux du dessus liés à l'ouverture spirituelle. Quand ce chakra est correctement ouvert, il permet d'aller vers autrui, de s'occuper des autres, d'ouvrir son cœur et d'aimer les autres. Si ce dernier est bloqué, il endurcit la personne au niveau émotionnel et bloque la tendresse, la douceur et entraîne la froideur et l'indifférence. Il est responsable de la peur du rejet et de l'échec amoureux. Sa couleur est le vert.

Le **5ᵉ** chakra est situé entre la fosse jugulaire et le larynx, chakra de l'expression et de la communication. Il permet d'extérioriser ce qui est en nous. Il développe la créativité et la sensibilité. Ce chakra permet l'autoréflexion et l'expression sans crainte. Ce centre est relié à la glande thyroïde, qui joue un rôle important dans le développement du squelette et des organes internes. Il est très lié au 2ᵉ chakra. Lorsqu'il est éveillé, il favorise la télépathie et la canalisation des informations. Lorsqu'il est bloqué, le langage peut être grossier, brutal et froid. Il peut être responsable d'un comportement introverti mais aussi de maux de tête, de timidité ou de manque de sincérité. Sa couleur est le bleu ciel.

Le **6e** chakra est situé au milieu du front, chakra de l'intuition, la clairvoyance. Il correspond au chakra des voyants et des guérisseurs. L'hémisphère droit est le siège de l'intuition, de la création. Le gauche celui de l'intelligence, du traitement de l'information. Le mariage des deux donne l'ouverture du troisième œil*, et du sixième sens. Le 6e chakra aide à ouvrir l'esprit et à se détacher de ce qui est matériel. S'il est bloqué, cela peut donner naissance à un comportement d'être dans le pouvoir. La vie peut être dominée uniquement par des désirs matériels ou émotions irréfléchies. La personne peut être distraite et ne pas arriver à gérer des situations stressantes. Ce centre est relié à la glande hypophyse qui a une activité sécrétoire exerçant une fonction stimulante sur toutes les autres glandes. Le travail sur ce chakra harmonise les glandes. Sa couleur est le bleu indigo.

Le **7e** chakra, chakra de l'ouverture spirituelle. Il se situe au milieu du crâne et s'ouvre vers le haut. Lorsque ce chakra est ouvert, il apporte la plénitude. Il permet l'accès à l'inconscient et au subconscient.

Ce centre est relié à la glande épiphyse. Quand ce chakra est fermé, des idées suicidaires peuvent s'installer mais aussi des pertes de mémoire. Sa couleur est le violet.

*Le troisième œil correspond au rayonnement des deux derniers chakras qui donnent naissance au BINDU.

Une séance de reiki

L'entretien au préalable est indispensable pour cibler le soin. Il est préférable de connaître les étapes clés de la vie de la personne. Cela permet de comprendre et d'adapter le type de soin. Est-ce un soin ciblé sur l'endroit qui est fragilisé ou bien un soin dit "complet" avec un travail sur l'ensemble des chakras ? Est-ce opportun d'y associer la méditation, le magnétisme ?

Je peux travailler sur une situation passée, faire un travail sur le mental sur une situation présente ou future, mais aussi soulager à distance. Un patient atteint d'une pathologie est souvent dans l'émotionnel et le soin effectué consiste aussi à rééquilibrer les énergies, ce qui permet de réduire le parasitage mental du patient qui le conduit souvent à se poser beaucoup trop de questions, à avoir des difficultés d'endormissement, des réveils nocturnes ou encore des angoisses. En aidant le corps à lâcher prise, on l'aide à se battre.

Le but est de ressentir ces sensations nouvelles de l'énergie qui passe dans le corps, du bien-être qu'elle apporte. Certains patients vont ressentir le bienfait immédiat du reiki sur une douleur. Maîtrisant plusieurs techniques, je mélange mes pratiques pour obtenir un résultat plus probant.

La séance se fait au minimum sur 1h en dehors de l'entretien oral. Le patient est mis en condition de détente et de relaxation profonde pour lui permettre d'effectuer une réflexion sur lui-même dont il ne soupçonne souvent pas la genèse.

J'évalue les bienfaits de la séance et échange sur les sensations ressenties. Je demande à la personne d'attribuer une note avant et après la séance afin d'évaluer la douleur physique ou morale. Je fais un point le lendemain afin d'annoter les points à travailler pour la séance suivante.

Je ne sais jamais à l'avance combien de séances seront nécessaires. Je dis que certaines situations se régleront en plusieurs séances avec des effets notables dès le premier soin, et que d'autres évolueront de façon spectaculaire en une séance.

Le reiki en milieu hospitalier

Le reiki peut aider en milieu hospitalier que ce soit pour limiter les douleurs post-opératoires ou encore pour préparer un patient avant une intervention, une radiothérapie afin d'éviter les anxiolytiques souvent donnés la veille. J'ai testé l'effet du reiki sur plusieurs personnes en pré-opératoire. Le reiki a été aussi un apport certain dans le soulagement de douleurs insoutenables des grands brûlés.

Certains pays ont compris l'importance de lier les deux médecines et le système propose un remboursement par la Sécurité sociale. Tout le monde devrait pouvoir accéder à cette technique de soins. Si l'inconscient cherche à se faire entendre et que le conscient le rejette, cela provoque des désordres énergétiques, la naissance de pathologies. Le reiki peut y remédier.

Dans les situations de douleurs, de brulûre, d'épuisement, le reiki apporte une complémentarité et aide à soulager la souffrance du corps.

Effets bénéfiques en cascade

Le travail de rééquilibrage des énergies m'a permis d'aborder des problématiques relationnelles sur une ou plusieurs personnes, en aidant le corps à régler certains dysfonctionnements. Avec cette technique, on peut influer sur le comportement de deux personnes en même temps et résoudre des conflits familiaux. Ainsi, en pratiquant le reiki sur une mère et sa fille, j'ai pu rétablir un lien affectif dès la première séance. La fillette âgée de 4 ans était très proche de son père et avait un amour exclusif pour celui-ci. La maman ne se sentait pas investie dans son rôle de mère et avait des difficultés à entrer en contact avec sa fille. Elle avait peur de reproduire la relation qu'elle avait eue avec sa propre mère, qui était conflictuelle. Le lendemain de la séance, la petite fille a demandé la présence de sa maman dès son lever et lui a fait un bisou avant même de voir son papa. Cela faisait plus d'un an que le père demandait à sa fille de lui faire plaisir en allant embrasser sa mère pour lui dire bonjour. Au fur et à mesure des semaines, la maman a retrouvé sa place ce qui lui a permis de se rapprocher de sa fille et de recréer un lien avec elle.

Une autre fois, un père a poussé la porte de mon cabinet et m'a présenté Adrien, son fils autiste. Le jeune homme présentait de grosses angoisses en présence de sons musicaux un peu élevés ou de bruits dans la rue. Il se mettait alors à crier. Je ne sais jamais comment une situation peut évoluer. Pendant le soin, il s'est endormi. Le père m'apprend dans la foulée, que son fils n'arrivait plus à faire de sieste depuis qu'il était bébé. Pour lui, c'était déjà une victoire du bienfait du reiki sur son fils. En rentrant chez eux, Adrien augmente lui-même le volume du poste de radio de la voiture de son père.

Nous discutions Valérie et moi sur les difficultés rencontrées chez un patient que j'avais formé à la pompe à insuline. Valérie me raconte sa chute dans les escaliers après un malaise et son incapacité à terminer son travail d'écriture à temps. Je lui propose alors mes soins énergétiques chez elle. Dès la première séance, ses douleurs dorsales se sont dissipées. Sa verve littéraire est revenue sitôt après. Elle est venue me l'annoncer chez moi. Tout de suite elle a remarqué mes peintures. Après avoir vu une toile peinte d'un seul jet, elle m'a suggéré de faire sa sœur jumelle ce que j'ai réalisé dans la foulée. Inspirée, elle a couché sa poésie dessus (voir chapitre Art thérapie). Une expérience pour nous extraordinaire.

Au cours d'une conversation, un couple d'amis m'a confié avoir des difficultés à concevoir un enfant. Au bout de 2 ans d'essai, ils commençaient à s'impatienter. Je leur ai proposé de faire une séance tous les deux, ils ont refait un essai le soir même. 9 mois plus tard, leur petite fille est née.

Le reiki aide le corps à se détendre et à se « défaire » de tous les nœuds énergétiques qui se sont créés depuis notre naissance.

Magnétisme et hypnose dans l'accompagnement d'un traitement du cancer

J'ai eu la chance de croiser à l'occasion d'une de mes conférences Anne-Sophie SERVANTIE. Artiste peintre, réalisatrice de bandes dessinées, elle s'est orientée vers la thérapie apportant son soutien à l'aide de l'hypnose et du magnétisme. Elle m'a offert de partager son travail d'accompagnement chez des personnes traitées pour un cancer.

« Je reçois régulièrement des personnes en cours de traitement de cancer. Lors de la première consultation, je leur explique de quelle façon je peux les accompagner en parallèle de leur traitement médical. Pour moi, le magnétisme et l'hypnose sont très proches. En magnétisme, je traite les gens et le "soin" est accepté ou non. En hypnose, la personne va se "soigner" elle-même, tandis que je la guide en essayant de

rester au plus près de ce qu'elle vit émotionnellement. Mon expérience m'a montré que toute maladie corporelle commence par un dérèglement dans le champ d'énergie qui gagne progressivement le corps. Ce déséquilibre s'installe dans le corps en s'attaquant aux cellules puis aux organes. J'essaie d'inverser le processus et de rééquilibrer le champ d'énergie ce qui aura une conséquence immédiate sur le bien-être corporelle. Ce rééquilibrage énergétique est indispensable pour refaire circuler l'énergie de façon fluide et harmonieuse dans l'ensemble du corps. Il ne s'agit pas de soigner le "lieu", la "nidation" du cancer, mais de procéder à la "remise en vie" de la globalité du corps énergétique, du corps physique et du corps émotionnel.

L'hypnose et le magnétisme, en complément l'un de l'autre, me permettent de travailler sur ces trois plans. Les traitements médicaux contre le cancer sont efficaces dans leur grande majorité mais fragilisent les personnes sur ces trois plans également par leur lourds effets secondaires. Ils ont un effet d'épuisement du champ d'énergie qui devient alors trop faible pour nourrir énergétiquement le corps.

Lors d'une consultation de magnétisme, je vais dans un premier temps discuter longuement avec la personne pour essayer de comprendre ce que j'appelle son mode de "dysfonctionnement énergétique". Nous avons tous un système de dysfonctionnement particulier que nous voyons se reproduire à chaque épreuve physique ou émotionnelle. Certaines personnes vont concentrer leur énergie appauvrie autour de certaines zones du corps, à la façon de notre cerveau qui en cas de manque d'oxygène, va privilégier certains territoires. D'autres vont laisser leur aura se décaler à côté d'elles, à l'annonce d'un cancer, choc violent, qui peut laisser la personne sidérée, bloquée dans ce moment de peur et d'incompréhension. Souvent la personne en face de moi n'a aucune idée d'avoir un champ d'énergie. C'est une notion floue pour elle. Je le lui explique par un schéma de ce que je perçois chez elle. L'énergie en soi n'est ni bonne, ni mauvaise, c'est de l'énergie tout simplement. Lorsque je parle d'énergie négative, j'explique alors qu'il s'agit de zones où l'énergie s'est bloquée ou gelée, pouvant provoquer certaines douleurs. Souvent, avant même d'avoir vu le dessin de son aura décalée, la personne va me confirmer en parlant, qu'elle se sent "à côté de ses pompes" et en voyant le dessin de son schémas énergétique, l'idée de son champ d'énergie devient alors plus "réelle" pour elle. Je vais ensuite procéder à une séance de magnétisme où, avec mes mains et mon intention, je vais travailler à rééquilibrer ce champ. Si la personne préfère fonctionner en hypnose directement, je vais utiliser ce moment émotionnel particulier pour lui faire travailler elle-même le rééquilibrage de son champ d'énergie. Cette première partie cruciale de l'accompagnement des traitements contre le cancer va déjà permettre de refaire circuler correctement l'énergie de la personne ce qui va induire chez elle différentes conséquences positives : moins de fatigue, une gestion plus facile de ses émotions, une meilleure efficacité des traitements médicamenteux et moins d'effets secondaires.

En cas d'opération simple, pour retirer une tumeur du sein par exemple, sans autre traitement médical, je vais proposer quelques séances supplémentaires pour aider la cicatrisation après l'intervention et un suivi d'entretien à définir avec la personne. Dans le cas de chimiothérapie, chaque période de traitement va attaquer profondément le champ d'énergie. Le travail en magnétisme va devoir être régulier en amont et en aval du traitement pour réduire au maximum cette atteinte. Pour la radiothérapie, mon protocole en magnétisme va être plus ciblé. Je préfère quand c'est possible, intervenir avant la première séance pour protéger le corps au maximum et essayer d'induire que seule la zone atteinte subissent les effets des radiations. Je me mets dans l'intention d'envelopper le reste du corps d'une "armure de protection". Ce travail peut être doublé en hypnose, auto-hypnose et/ou visualisation par la personne. J'emploie ensuite, après les séances de radiothérapie, des techniques de "coupure de feu" et de magnétisme pour réduire au maximum les brûlures et les douleurs.

C'est ma pratique quotidienne du magnétisme qui m'a amenée à désirer me former aux techniques d'hypnose, une façon pour moi de redonner une part de contrôle, de responsabilisation et d'autonomie aux personnes qui viennent me consulter. L'hypnose est un état particulier que nous connaissons tous de façon naturelle. Il s'agit en quelque sorte d'un état où nous sommes hyper-focalisés sur ce qui se passe à l'intérieur de nous avec une notion du temps transformée, à une autre vitesse, par exemple quand nous sommes totalement absorbés dans un livre, un film, ou ce moment particulier juste avant de nous endormir, quand nous sommes encore conscients mais dans un "ailleurs" parfois difficile à définir. Notre conscient s'efface progressivement laissant de plus en plus de place à l'inconscient. Pour définir de façon simple ce qu'est notre inconscient, c'est une sorte de mémoire enfouie qui nous envoie la bonne pensée au bon moment, la ressour-

ce utile, le geste précis salvateur. Notre inconscient est formidable et un réel ami !

J'induis la personne dans un état émotionnel particulier, en transe hypnotique, par une série de paroles, de respiration parfois ou autre appel aux différents sens de la personne, jusqu'à l'obtention de cet état. Certains signes corporels m'indiquent le niveau où elle se situe.

Dans les accompagnements de traitements, l'hypnose va être d'une très grande aide dans de multiples domaines, que ce soit le traitement de la douleur, des effets secondaires de la chimiothérapie ou radiothérapie de la gestion du stress ou le chemin vers la guérison. Les techniques de visualisation s'adaptent au monde intérieur de chacun.

Je ne traite la douleur que lorsqu'elle est comprise et prise en charge par le médecin. Il n'est pas question de risquer de passer à côté d'un "message" du corps en masquant une douleur qui n'a pas été prise en compte. Il y a plusieurs formes de douleurs : permanentes ou temporaires, sourdes, lancinantes, localisées, diffuses. Elles peuvent être dues à la maladie elle-même, à des effets secondaires du traitement ou à des gestes médicaux particuliers. Dans tous les cas, je travaille en hypnose à réduire cette douleur chez la personne au maximum, à apprivoiser cette douleur, à ne plus la craindre et l'augmenter artificiellement en l'anticipant. J'apprends régulièrement l'auto-hypnose aux personnes pour qu'elles puissent se soulager lors d'épisode aigus.

Il existe plusieurs techniques comme par exemple "endormir" un membre en l'imaginant enrobé de glace ou en dissociant la personne de sa jambe ou de sa main, jusqu'à ce qu'elle n'en ait plus conscience. Ces techniques permettent de moins ressentir un geste médical douloureux par exemple, en envoyant l'imaginaire de la personne se promener dans un paysage agréable. Comme je ne peux pas être présente auprès de chaque personne quand elle en a besoin, un travail se fait en amont lors d'une consultation préalable. J'induis un calme intérieur qui se réactive spontanément en cas de besoin. Je travaille souvent avec des symboles que la personne imagine lors de la consultation puis fait revenir en elle lors du moment douloureux et fait appel à tous les sens de la personne. Plus cette vision va être détaillée, plus il sera facile de la réactiver plus tard quand la personne en aura besoin. Ce sont autant de ressources de calme.

Ces techniques permettent déjà d'installer un état d'apaisement intérieur, j'utilise ensuite diverses techniques pour réduire réellement la douleur comme celle, par exemple, de donner une couleur à cette douleur, de lui imaginer une forme, même parfois une matière. Je lui demande ensuite de transformer la couleur en une nuance plus apaisante pour elle. Il est très efficace également de demander à la personne de mettre un chiffre à sa douleur sur une échelle de 1 à 10, de visualiser ce chiffre devant lui de le réduire pour atteindre le chiffre 3 en partant de 9 par exemple.

Ce sont le plus souvent des approches symboliques, de transformation de symboles qui doivent être au plus proche du ressenti de la personne pour être efficace. Je suis toujours très attentive aux mots employés par la personne pour décrire ses sensations, émotions et ressentis divers. Je guette les réactions de la personne, crispation, détente, sourire, toutes ces micro-expressions qui vont me donner des indications même infimes sur le vécu intérieur. Lorsque j'ai proposé à une patiente d'imaginer une immense bagarre entre ses globules blancs et les "envahisseurs cancéreux" son visage s'est crispé, la "guerre" n'était pas une bonne visualisation pour elle. Je me suis immédiatement adaptée, la guidant alors dans le monde du film Avatar dont nous avions parlé juste avant, jusqu'à l'amener dans cette scène mémorable de l'arbre de vie, où elle a ressenti intensément qu'elle mêlait son énergie à cette puissance de vie. Depuis cette expérience, cette visualisation revient régulièrement dans ses moments de méditation, continuant progressivement son chemin vers la guérison. En prévision d'une radiothérapie, j'oriente le travail en hypnose vers le soin de la brûlure, la cicatrisation de la peau, en faisant imaginer à la personne qu'elle passe un baume de guérison sur sa peau et en profondeur.

Ces différentes techniques d'hypnose prennent en compte le plan corporel et émotionnel. Gérer les émotions au jour le jour suivant l'évolution de l'état moral du malade est également essentielle dans ces prises en charge. Pour faire face à une maladie grave, il est indispensable de "penser positif", je réapprends aux personnes à penser positif. Dans les traitements de longue maladie, j'insiste toujours sur l'importance de s'octroyer des moments de créativité même très simple, des moments de rencontre avec soi-même, dans l'intimité de nos pensées profondes et du "faire", du "geste". Mes inductions d'hypnose comportent très souvent des moments de créativité "imaginaire". Je les aide à imaginer. Je suggère aux gens de voir entre leurs mains une boule de terre ou d'énergie qu'ils façonnent et dans laquelle ils projettent soit une volonté positive, soit une volonté négative à transformer. Je les fais travailler comme des sculpteurs ou des peintres de l'imaginaire qui façonneraient leur guérison entre leurs mains. Il arrive même qu'ils prolongent ce travail hypnotique dans la vie réelle. Ce travail imaginaire va devenir de plus en plus dense par la verbalisation et prendre ainsi corps, au fur et à mesure dans le monde réel.

Quand les gens arrivent lors d'une première consultation, je suis très attentive à ce qu'ils expriment leurs émotions et me parle de leur entourage et faits marquants de leur vie.

Certains font un lien entre cette maladie qui les frappe et certains évènements de leur vie. Je l'intègre alors dans la thérapie en hypnose en respectant les croyances et le monde intérieur de chacun.
Je me souviens d'Eveline qui a associé naturellement son cancer du sein à des épisodes traumatisants, deux deuils. Nous avons passé beaucoup de temps à discuter de ces différents évènements, libérant les émotions qui l'envahissaient. J'ai pris le temps de lui expliquer également les échanges d'énergie constants entre les gens, le fait que certains de ces échanges sont équilibrés et justes et que certains sont au contraire déséquilibrés et plus de l'ordre du parasitage.
Certaines personnes, et nous l'avons tous ressentis à un moment ou à un autre, nous pompent littéralement notre énergie, nous laissant épuisés et fragiles. Ces échanges d'énergie continuent que l'on soit au contact réel de la personne ou non, tant que nous n'activons pas en nous le fait

de rétablir un "juste" échange. Nous parlons alors, en magnétisme ou en hypnose, de "couper" les liens toxiques.

J'emploie ces différentes techniques au fur et à mesure de l'évolution du traitement et de l'état physique, émotionnel et énergétique de la personne comme une palette d'outils dans lesquels je puise en m'adaptant à chaque situation. »

http://aspeinture.wordpress.com/
servantie.as@gmail.com

L'art thérapie

En Inde, les arts sont collés au soin et le yoga est une belle illustration d'harmonie corps esprit. J'ai tout récemment rencontré une chanteuse indienne renommée qui offre son talent dans les hôpitaux. Anaida Parvaneh crée des « spiritual and healthy painting ».

Mon expérience chez l'enfant, puis en consultation de routine, me pousse à adjoindre naturellement ce carrousel de l'art à mes prescriptions et mes explications, c'est-à-dire à ma prise en charge globale de mes patients, disposant d'une palette artistique intéressante. Voir les chapitres Art thérapie dans mes deux ouvrages. Cela permet de bien vivre en symphonie avec le monde.

La thyroïde nous en fait voir de toutes les couleurs, et *Revivre après un cancer du sein*, Dr Valérie Foussier, Josette Lyon, 2013 et 2011

La poésie est une musique que tout homme porte. Il y a un poète qui sommeille en chacun d'entre nous. Nous mettons tout notre cœur à le réveiller par l'art thérapie, destinée à toute personne voulant faire cette expérience de découvrir son poète intérieur pour traiter les maux du corps ou de l'âme par quelque moyen artistique que ce soit. Offrir son art peut être plus efficace qu'un comprimé d'antidépresseur.

L'art, une larme de sensibilité, une rivière de sagesse,
un torrent d'humour, un océan d'amour.
L'art thérapie est une larme d'espoir, un étang salvateur,
une mer divine.

Vision de l'art thérapie, ces bulles de bonheur

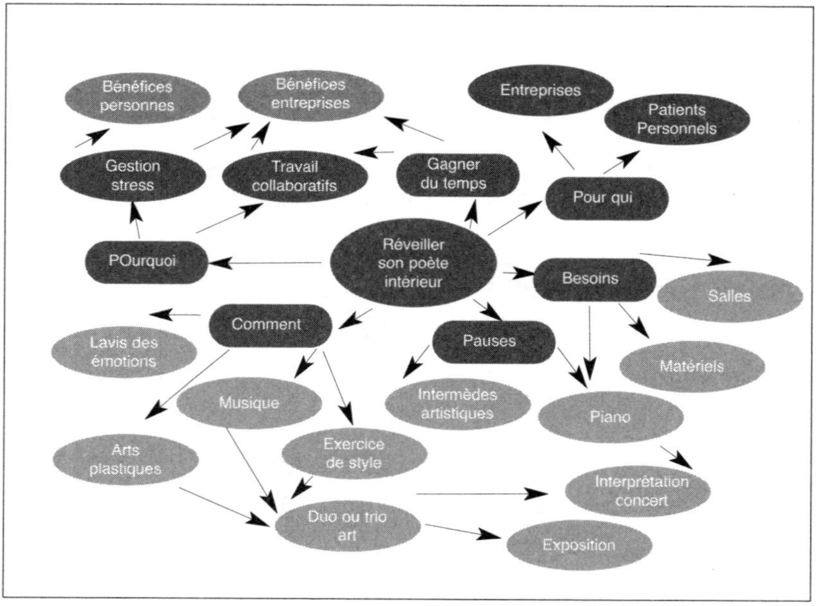

N'hésitez pas à vous lancer dans la création. Associez plusieurs styles harmonieux et contrastés, différents éléments sans liens évidents. Vous vous laisserez surprendre par votre expression artistique et par l'explosion libératrice de vos souffrances. Vous vous trouverez touchés par vous-même. Vous jeter dans la création, c'est réaliser l'impossible. C'est bien ça qui est salvateur, l'impossible à portée de main. Une fois l'impensable réalisé, vous rayonnerez sans chichi avec votre flamme intérieure, cette poudre de créativité et un grain de folie que vous mettrez dans vos tâches routinières et qui vous fera gagner un temps précieux. Oui, chacune de vos actions peut être faite de manière créative : votre travail, votre planning, un dîner, la façon de vous exprimer ou de penser, votre traitement quotidien. Pour commencer, il peut être plus facile d'écouter ses envies et ses intuitions. Il peut être plus aisé d'entrer dans son état créatif après un rituel, à un moment particulier de la journée, à un endroit affectionné et de privilégier un canal sensoriel. La peinture pour les visuels. La musique pour les auditifs. La sculpture ou la poterie pour les tactiles. Les parfums d'ambiance pour les olfactifs. La cuisine pour les gustatifs fins gourmets. Ensuite, vous voudrez tout découvrir et toucher à tout. Entretenez votre esprit créatif en notant vos idées sur un carnet et en vous octroyant une période de relâche. Trop de concentration nuit à la libération créative. Cela vous donnera une perception différente de vos contraintes.

La peinture est l'expression des mots
qu'on ne peut pas dire.

Une expérience novatrice à l'hôpital privé d'Antony

J'ai animé à plusieurs reprises des festivités artistiques au sein d'hôpitaux parisiens, de galeries d'art et offert la musique dans la rue. J'ai à chaque fois rencontré beaucoup d'enthousiasme pour ma façon d'offrir ma musique bien-être en venant vers les personnes. C'est après avoir aidé plusieurs patients de l'hôpital privé d'Antony en fin de vie avec mes atouts artistiques que j'ai eu envie de construire ce projet de créer des ateliers artistiques dans différents services, avec le pari de communiquer avec souplesse, de travailler en équipe, de négocier avec habilité et de mieux faire accepter ces traitements lourds avec leurs panoplies d'effets secondaires en redonnant confiance subtilement. Cela permet à ceux qui ne peuvent y avoir accès, de vivre des moments artistiques et cela apporte une joie aux habitants de cet univers de maladie. Cela permet de libérer les émotions de personnes en souffrance, guidées par une âme artiste, en invitant quiconque à se servir de cet instrument pour limiter le stress.

Une étude pilote à l'hôpital privé d'Antony en cours : faire éclore le poète intérieur de chacun et développer ainsi la créativité dans l'entreprise pour améliorer l'efficience de tous et augmenter les possibilités de guérison. La récolte artistique sera exposée à l'occasion d'un événement prévu pour la période des fêtes de fin d'année en décembre 2014, le *Carrousel de d'art à l'hôpital*. Tout le monde pourra exposer ses œuvres d'art.

Les ateliers artistiques disponibles pour lutter contre l'ennui

A raison d'une fois par quinzaine pendant une heure, un atelier de 6 à 8 personnes a été mis en place dans deux services, l'oncologie et l'hémodialyse avec à demeure un piano amovible à disposition dans le secteur hôpital de jour d'oncologie. Chaque atelier aide à s'exprimer, et à matérialiser ses émotions. On peut évaluer les effets sur une échelle de douleur physique ou morale, de qualité de vie avant et après une séance. Les ateliers sont animés par moi-même ou des intervenants extérieurs qui ont retenu mon attention par un caractère hors norme.

- **Ateliers musicaux** :

Mise à disposition pour le personnel et les patients un piano. Développer la musicothérapie, ou effet Mozart en salle d'opération chez les enfants. Une aide précieuse à la détente. Composition personnelle en fonction de la situation émotionnelle du patient.

- **Atelier d'écriture** :

Poésie, nouvelles, exercice de style, j'aime /j'aime pas, trouver 5 objectifs primordiaux avant de mourir.

- **Ateliers d'arts plastiques :**

Peinture. Le matériel utilisé est rudimentaire : papier et palette d'aquarelle. Il suffit de laisser aller son pinceau au gré de ses émotions sur un papier imbibé d'eau, avec la couleur de son choix.

Poterie. Une artiste extérieure d'Antony est disponible pour animer cet atelier.

Sculpture. Un artiste aveugle, Doris à la suite d'une erreur médicale a retrouvé le gout de la vie dans la sculpture. Il est

prêt à partager son expérience à Antony avec 200 g de terre, une planche en bois de la taille d'une moitié de feuille A4, un couteau en plastic pour sculpter des mains, et créer en groupe un totem. Il a déjà travaillé avec des handicapés (voir site) et un totem d'une entreprise est explosé au musée Marmottant (voir site). Faites votre totem pour l'exposer dans l'hôpital.
Site : http://dorissculpteur.wordpress.com/
Facebook : https://www.facebook.com/doris.valerio.54

- *Possibilité de duos artistiques :*
  Duo peinture poésie
  Duo peinture écriture : bande dessinée
  Duo peinture musique
  Duo peinture -peinture
  Trio peinture musique écriture : création d'une chanson

Le Carrousel de l'art à l'hôpital. Ce festival artistique a pour principal but de faire venir l'Art auprès de personnes n'ayant plus accès temporairement à celui-ci, pour redonner un peu de joie de vivre dans cet environnement douloureux. Offrir un concert dispensé par de jeunes talents à découvrir, d'artistes motivés, d'amateurs du personnel hospitalier, de patients qui souhaiteraient s'exprimer. La musique a un réel effet positif sur l'humeur. La bonne humeur contribue également à un prompt rétablissement. Ma plus grande joie sera d'offrir cette musique aux patients rivés au mur de réa ou perfusés, le souhaitant.

Expérience d'Anne-Sophie SERVANTIE : hypnose + peinture

« La créativité n'est pas juste peindre ou sculpter, c'est trouver chaque jour une solution efficace, agréable, aux mille interrogations que la vie nous envoie. Une longue carrière de peintre professionnelle et enseignante de peinture m'a appris à quel point l'expression artistique est une source inégalée de plaisir et de nouvelles constructions mentales.
Ma vie, orientée vers la thérapie, et ma vision artistique sur le monde restent sans cesse présentes. Je suis souvent agréablement surprise d'entendre des clients me dire après plusieurs séances qu'ils ont amélioré les difficultés pour lesquelles ils étaient venus consulter, mais qu'ils ont également recommencé à écrire de la poésie, à peindre, à broder, etc. »
http://aspeinture.wordpress.com/
servantie.as@gmail.com

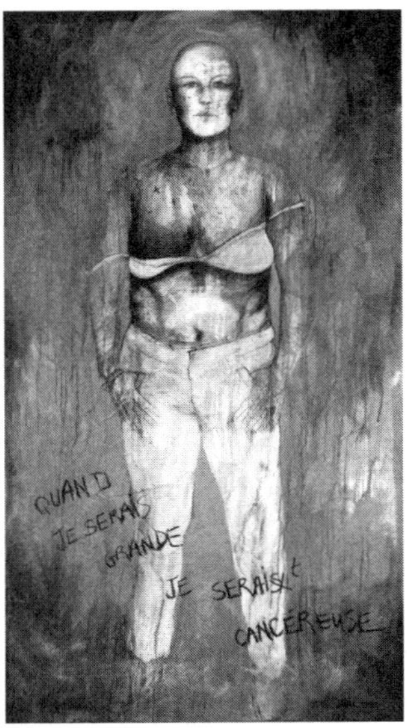

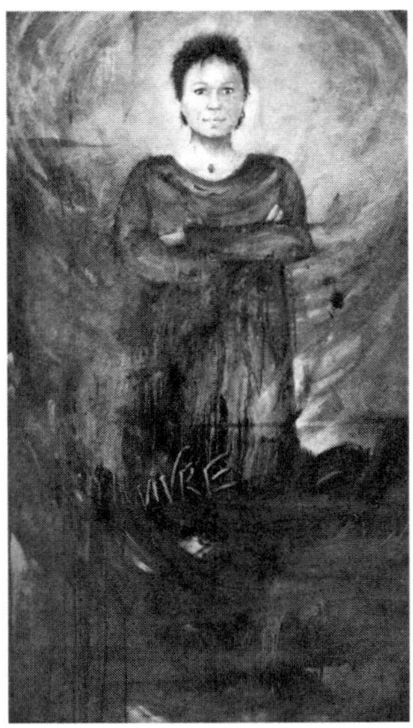

La force de mon art thérapie, duo peinture-poésie

Je voulais vous remercier infiniment de votre poème et de votre peinture qui m'ont fait tellement de bien, merci de votre gentillesse à mon égard. J'étais tellement triste hier que votre poème et votre peinture sont venues comme faire sortir toute cette tristesse et m'apaiser profondément humainement, comme un baume au cœur. C'est drôle car je traîne cette tristesse depuis vendredi dernier, jour où j'ai retrouvé un nouveau travail. Grâce à votre duo poème et peinture, j'ai retrouvé du peps. C'est vraiment un beau cadeau que vous m'avez fait, merci.
Alice

Après avoir vu les œuvres de Vanessa, j'ai été inspirée poétiquement. Je vous offre *Liberté* et *Embarquement*. Vanessa m'a ensuite livré ce qu'elle avait ressenti en peignant ces deux toiles.

Liberté

Dans le givre de la nuit
Tu cherches la porte Liberté
Dans le silence bleuté
Alentours, tu éblouis.
Quand l'aube s'enflamme,
Un immense tapis de beauté,
Tu trouves la clé de Liberté
Et te sens légère dans l'âme.
Tu suis un éclat égaré,
Traverse la porte Liberté.
Tu regardes l'immensité
Des possibles à ta portée

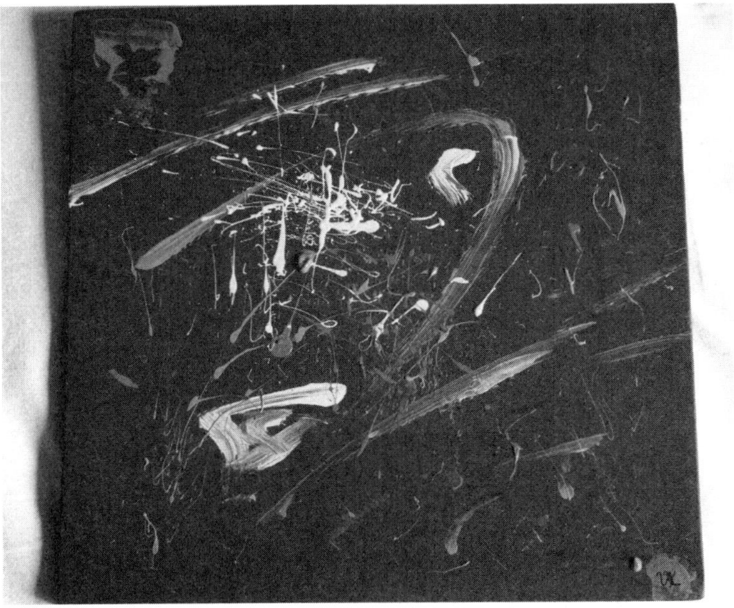

Embarquement

A tes marques, feu, partez !
A destination de Volupté
Avec escale à Sensualité.

Sur l'île de Plaisir
Tu fais tes emplettes
De chauds souvenirs,
Au gré de tes découvertes.

Tu survoles ombre Harmonie
Le doux ciment de la félicité.
Tu planes sur grande Liberté
Qui chasse le sombre de tes iris.

Valérie

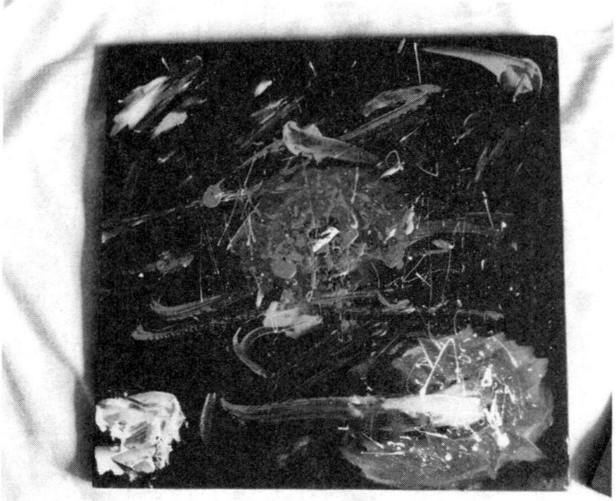

Liberté

La couleur bleue dans le tableau de gauche est quasi invisible, je l'ai mise en dernier pour accompagner ma pensée jusqu'à la fin.
Pour incarner la douceur avec la sensation de pouvoir faire ce que je veux où je veux.
C'est exactement le terme liberté.

Embarquement

Pour celui-ci, j'ai imaginé un vortex central d'où jaillirait plein de couleurs sur un fond cosmos, un feu d'artifice.

Vanessa

Effet thérapeutique de mes toiles

Je saisis avec mes plumes ce que je ressens à travers une image captée au cours de mes différents périples. Je peins et dépeins une émotion aux nuances musicales sous ma pulsation du moment. J'utilise une gamme de couleurs pour donner l'intensité du sentiment que je capte à l'intérieur d'une personne. Je restitue avec une palette artistique la magie de l'instant, un rêve qui crée votre réalité, le bonheur.

Le Départ a été inspiré par mon voyage à Zanzibar et a été offert à un Burkinabé à la suite d'un échange par mail et d'une consultation en France. Il m'avait fait part du déséquilibre récent de son diabète et de son inquiétude lorsque j'étais à Zanzibar, d'où je lui avais prodigué quelques conseils médicaux. Il a fait l'aller-retour pour me remercier et me faire part de l'évolution de son état. Cette toile, qu'il a choisie parmi trois en raison des couleurs symboliques, est un lien thérapeutique fort à Ouagadougou où il vit avec sa femme et ses cinq enfants.

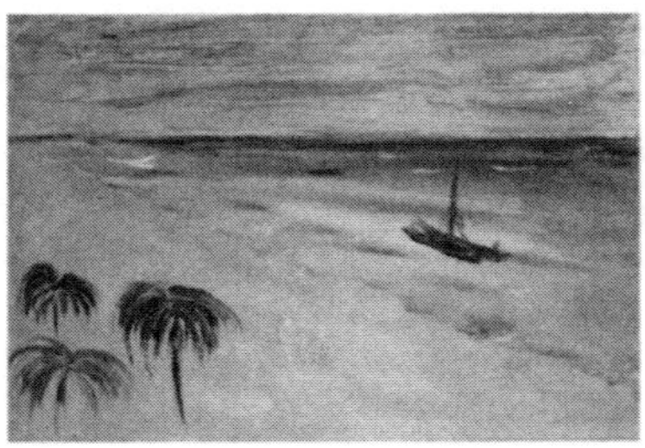

Ces images sont propices pour enjamber la première marche du changement.

Parents, aidez votre ou vos enfants à s'exprimer

Proposez à votre enfant de dessiner sa vision de votre cancer sur une feuille blanche ou de couleur qu'il aura choisie. Dites-lui ensuite qu'il peut faire ce qu'il veut de cette représentation, la conserver, la barbouiller, la gribouiller, la découper en mille morceaux, la déchirer, la chiffonner, la lancer, la piétiner, la jeter dans la poubelle, ou en faire ce que bon lui semble.
Léa Ganzel donne des conseils simples et trucs pour aider les enfants de parents atteints de cancer. Je vous conseille de la découvrir.

> *Comment parler du cancer d'un jeune parent à son enfant*, Léa Ganzel, Josette Lyon, à paraître, août 2014

Cheminement intérieur

90 % de l'image qu'on renvoie vient du langage corporel qui bien souvent reflète votre état d'âme. Un changement d'état d'âme résultant d'un cheminement intérieur provoquera obligatoirement une modification de votre gestuelle. Votre nouveau langage corporel positif vous ouvrira sur de nouvelles rencontres, la loi de l'attraction.

Il y a des gens à qui la vie telle qu'elle est, suffit. Il y a des instants qui forcent le changement, qui ébranlent tout, jusque dans les fondations, qui laissent une empreinte profonde. Voici ce moment. Moment où votre corps se rebiffe, un signal de détresse. Une lutte fait rage, votre cerveau cherche une logique à l'insupportable. Vous révisez vos définitions du possible. Vous vous accrochez à votre existence passée. Vous vous murez dans le silence comme si vous n'étiez plus alimentés en oxygène. Vous êtes un arbre recouvert de lichen sans racine. Les évidences se diluent dans un grand chaos.

Vous faites semblant d'aller bien en affichant ce faux sourire. Vous êtes capables de tenir bon sous la pression, de résister au prix de... Vous vous épuisez à vouloir tout maîtriser parfois jusqu'à l'absurde. Quand votre corps est fatigué, votre tête se dérègle. Vous devenez irritable et pessimiste. Tout vous agace, tout vous agresse. Vous avez beau le savoir. Vous vous faites régulièrement piéger. Votre esprit fonctionne comme un ordinateur soustrait de votre mémoire vive. Pour vivre, survivre vous vous arrangez avec vos sentiments. Là est l'erreur, se mentir à soi-même. Mieux vaut allumer une bougie que de se plaindre de l'obscurité.

Vous avez ignoré pendant des jours votre fardeau sur les épaules, en vous accrochant. Le soleil transperce les feuilles de votre chêne, et votre chagrin ne s'efface pas. Vous ne pouvez plus accepter ce monde agressif qui vous échappe. Restez attentif à vos souffrances sans les ignorer ni les alléger. Cherchez le visible dans l'invisible. C'est le commencement du cheminement, un premier pas posé sur votre chemin de Compostelle. Cherchez votre chemin de Compostelle, en France, à l'étranger dans un projet de grande envergure. Ce périple vous aidera dans la puissance du silence, ce verre de cristal à trouver le bonheur au-delà des obstacles du chemin, un sens à votre vie. Faites de votre vie un rêve, et d'un rêve une réalité. Allez où vous savez qu'il passe. Vous devenez érudit en bonheur. Vous vous adaptez avec la sagesse et l'éveil, à ses va-et-vient en continuant à vivre heureux. Travaillez sur la part évitable de souffrance, acceptation de soi. La souffrance vous instruira alors. N'hésitez pas à passer une journée d'immersion dans les miasmes ; crise de larmes, crise d'angoisse, sensation d'horreur, propension à l'exagération. Découvrez les bienfaits des voyages, un cocktail de toutes les races et civilisations contradictoires pour comprendre et partager jusqu'à parfois vivre un bouleversement intérieur imprimant un nouveau cours à votre vie.

Transformez votre vie en concevant votre chemin de Compostelle

On peut répandre la lumière de deux façons : être la bougie ou être le miroir. Soyez la bougie. Fini les talons aiguilles plantés dans le cœur. Vous vous organisez pour faire face aux souffrances de votre existence. Ouvrez les vannes des mots bloqués en amont du barrage. Tout sort, tout file comme l'eau joyeuse du torrent. Apprenez à mastiquer vos mots avant de les laisser jaillir en volutes de haine. Laissez flotter vos pensées. Si le bonheur est le moyen de votre vie et non seulement le but de votre vie, alors les intermittences ne vous attristeront plus. Avant de concevoir votre chemin de Compostelle, quelques obstacles seront peut-être à franchir. Comme accepter ce nouveau corps qui vous semble de prime abord un ennemi étranger. Ce n'est pas avoir ce que l'on veut qui fait le bonheur mais vouloir ce que l'on a. Vous avez eu un cancer, et vous êtes une personne, ne l'oubliez pas, digne d'être aimé. Votre corps n'est pas indigne malgré la mutilation. Votre corps reste la plus belle des merveilles, avide de tendresse et de beau. La beauté vient de l'esprit qui habille le corps. La beauté attire la beauté.

Deux autres obstacles de taille à franchir sont ceux de vaincre une tendance dépressive et de pouvoir parler de la mort. Les nausées font chalouper votre esprit. Vous n'avez aucun regret à quitter une existence désarticulée, déchiquetée. La peur s'infiltre dans vos pores puis par un curieux phénomène, elle s'évapore. Votre esprit se met à frayer avec la mort.

La mort fait peur et pourtant l'apprivoiser rend la vie plus belle. C'est le déni de la mort qui engendre l'angoisse. Face à la mort, il ne reste plus que des souvenirs de sensualité, le refuge des mots. Les lettres se mélangent à vos rêves aux frontières de la somnolence. Chaque miette de vie vécue dans la joie permet de bien mieux appréhender ce passage obligatoire pour tout le monde. Parler de la mort permet de ne pas passer à côté de l'essentiel de sa vie. Qui êtes-vous ? Dans le divertissement ? Dans le matériel ? Que laissez-vous derrière vous ? Celui qui accompagne une personne à passer ce cap, n'a pas la même façon de voir que vous.

La connaissance de soi ouvre aussi à la tolérance. C'est un préalable à toute démarche d'accompagnement. Comment peut-on écouter la souffrance spirituelle de quelqu'un si on n'a pas commencé à écouter la sienne ? Il n'est pas rare de constater un enrichissement réciproque lorsqu'on accompagne une personne. C'est là que le sens de notre existence trouve sa source. La spiritualité est le propre de l'humain. C'est cette lumière qui éclaire tout Homme en quête de vérité, et traversé par le courant d'une vie intérieure.

L'accompagnement consiste à permettre à quelqu'un d'être pleinement soi-même. La spiritualité sait faire un pas de plus dans l'acceptation de votre fatigue, de l'acceptation de vos limites, dans l'acception de votre incompréhension devant la souffrance. Vous avez l'impression que la mort est un regard qui vous guette en permanence. Quelle chance d'être en vie après des semaines passées dans l'imaginaire, une sorte de vie congelée dans une détresse au long cours. La présence d'un proche auprès d'une personne en fin de vie est comme une seconde peau. Elle atténue l'angoisse. Cadeau que l'on peut faire en s'asseyant à côté de lui qui connaît ses plus grandes douleurs et qui parfois les vit dans le plus grand silence. Osons tous aller à sa rencontre. Osons passer quelques minutes à ses côtés avec une voix douce, une parole en accord, une respiration calme tout en respectant cette distance intérieure vis-à-vis de nos propres affects.
Osons être proche de lui sans se laisser emporter par sa souffrance. Proche de lui sans plonger avec lui. Proche de lui, une perfusion de sérénité.

Témoignage

Condamnée par la médecine, elle revient guérie après une NDE.

J'ai ressenti le déclin progressif de mes forces jusqu'au passage où la vie a quitté mon corps physique qui s'est désagrégé. Je peux quitter mon lit pour marcher dans la chambre tout en criant aux uns et aux autres cette sensation extatique jus-

qu'au moment où je me rends compte que personne ne m'entend et que les jambes avec lesquelles je marche sont comme des ailes d'anges. Je trouvais presque insultant que ma joie ne soit pas partagée, je ne comprenais pas pourquoi ils pleuraient alors que tout brillait autour de moi, que cette lumière éthérique m'aspirait et m'enveloppait de plénitude. Arrivée dans un trou noir je me suis arrêtée nette et ai ressenti une vive angoisse. J'ai rebroussé chemin pour regagner mon corps en considérant la douleur de mes proches. Non je ne peux pas partir maintenant. Ils ont besoin de moi. Cette expérience de l'au-delà m'a permis de faire la part des choses entre les choses essentielles et non essentielles, m'a permis de comprendre ma vie et de trouver une raison et une mission sur cette terre. Depuis, je peux dire qu'une lumière de confiance brille dans ma personne.

Protégez votre vie intime d'un matérialisme polluant. Vivez en pleine conscience, l'instant présent qui évolue dans la nouveauté et la fraicheur, la simplicité. Transformez vos affirmations négatives, en éléments positifs. Chacune de vos actions mérite le succès. Vous trouverez ce qui vous manque dans ce que vous avez déjà sous vos yeux sans soulever des montagnes. On ne peut pas serrer la main avec le point, disait Indira Gandhi. Ouvrez vos mains, votre esprit comme un parachute. Devenez chercheurs de projets, chercheur de bonheur, chercheurs d'or. Chaque jour sans bonheur est comme une plume d'aile arrachée. Passez du temps dans vos recherches. Fermez vos oreilles grossières et ouvrez vos oreilles subtiles afin de concevoir quelque chose de merveilleux. Allez là où vous voulez aller et non là où on vous dit d'aller. Devenez épicurien. Ne ratez pas une occasion de jouir de la vie sans vous mettre en danger. Faites une liste de ce que vous voulez absolument réaliser, gage de votre bonheur. Ce peut être aussi simple que de contempler une miette de pain. Mettez tout en œuvre pour vous réaliser. Chaque aujourd'hui est un soleil.

Mon soleil

Je pense à toi dans mon sommeil
Me butinant comme une abeille
M'offrant tes rayons miel.

Tu me susurres à l'oreille
Tes mots merveilles
Ce grand feu vermeil.

Tes doigts sans pareil
Caresse mon appareil
Merci mon soleil.

Attendez le moment propice pour toucher le sol de votre chemin de Compostelle. Respectez le besoin de votre corps comme un musicien qui accorde son instrument. Patience et humilité. Soignez les préparatifs qui deviennent étonnamment exaltants. Un seul instant de bonheur peut vous donner le goût de l'éternité. La bonne humeur réussit parfois où échouent la force et la raison. La souffrance se distille dès que vous franchissez la première étape. Cette réussite efface la rigide enveloppe qui entoure les choses. Décidez de vouloir vivre la vie que vous vous êtes imaginés sans bride. Vos résultats dépasseront vos espérances. Vous recevrez toutes sortes de richesse, des occasions inespérées s'offriront à vous.

Il vous est certainement arrivé d'avoir envie d'abandonner quand les routes étaient barrées ou se terminaient par un cul-de-sac. Malgré vos soupirs, gardez le sourire. C'est plus difficile que de croquer la lune à pleine dent. Quand les soucis vous envahissent, prenez le temps de vous reposer. Gardez espoir et écoutez les sons au-delà du silence. Saisissez les occasions. Vous avez en vous toutes les richesses pour gravir les sommets des barrières montagneuses, débouchant sur la liberté. Plus vous montez haut, plus votre vision s'élargit. Si vous acceptez de faire ce cheminement, il n'est pas rare de vivre une révélation spirituelle ou plusieurs qui transformeront votre vie.

La brume qui nimbait vos pensées se dissipe en un éclair. Des poussières d'or dans un faisceau de lumière distillé à travers les vitres où vous êtes, confèrent à cet endroit, une aura irréelle qui élève l'âme, une épiphanie.

Association de techniques, soins énergétiques et psychothérapie

Lorsqu'on met le pied dans le développement personnel, il n'est pas rare de vouloir essayer différentes techniques pour faire fructifier votre capital énergie. Deux moyens pour l'accroître : réduire les dépenses, les fuites et augmenter l'apport. C'est trouver des solutions pour économiser son énergie en ne s'éparpillant plus sur les futilités, en pansant les blessures du passé, grandes consommatrices d'énergie. C'est aussi trouver des méthodes personnalisées qui renflouent les tiroirs en énergie, qui réénergétisent. Nous avons rencontré Anne-Marie qui a longtemps utilisé l'analyse transactionnelle comme outil thérapeutique et qui s'est orientée par la suite vers les soins énergétiques.
Elle nous raconte :

J'exerce depuis de nombreuses années en tant que psychologue clinicienne et en tant que bio-magnétiseuse. Cependant au fil des années, j'ai ressenti le besoin d'intégrer d'autres méthodes de soins énergétiques. En effet, mes expériences empiriques me démontrent que les soins énergétiques en complément à une thérapie accélèrent le processus de guérison, relancent l'évolution personnelle et participent ainsi à une rémission plus rapide des patients. Le soin énergétique est une pratique de régénération cellulaire où les mains sont utilisées pour relancer les rythmes vitaux de l'organisme qui induiront un rééquilibrage énergétique et amélioreront les dysfonctionnements du corps et de la psyché. En effet, cette méthode aide non seulement le corps à se débarrasser de ce qui le gêne, le freine, le bloque lors d'événements émotionnels, de traumatismes mais aussi à se recentrer, à refaire circuler les énergies, à équilibrer le psychisme pouvant être envahi par le stress, l'anxiété, la dépression, la colère, la soumission, le pouvoir, l'agressivité, l'agitation, les acouphènes, la mémoire, la concentration, les migraines, les troubles du sommeil.

Un niveau vibratoire trop bas d'une personne influence son état d'esprit et peut entraîner de manière importante les maladies tant physiques que psychiques dans notre société moderne mouvementée, un air pollué, une eau ou des aliments industriels dénaturés, des champs électromagnétiques. Par conséquent la recharge énergétique d'une personne au moyen de différentes méthodes qui s'ajoutent en matière d'efficacité, est un geste essentiel, fondamental pour l'ancrer, la vider des énergies usagées, harmoniser ses chakras. Cet outil précieux pour soulager peut s'avérer également très efficace en complément des traitements conventionnels pour les personnes atteintes de maladie chronique, dont le cancer.

Expérience de Pascale

J'ai rencontré Anne-Marie au cours d'un séminaire sur l'analyse transactionnelle. Nous avons discuté de sujets philosophiques. J'ai décidé de la consulter suite à un coup de pompe. Lavée des blessures multiples contractée depuis l'enfance, je suis rapidement ressortie revigorée. Au cours du soin, j'ai eu une vision, une image que j'ai voulu immédiatement coucher sur une toile avec mes pinceaux. Anne-Marie venait de libérer ma créativité. Ce fut une moment magique, cette prise de conscience et cette nouvelle efficience. J'ai voulu reproduire cette expérience quelques années plus tard. Résultat encore plus probant grâce à sa propre évolution qui l'a ouvert sur d'autres techniques. Anne-Marie utilise un panel de soins énergétiques synergiques. Avant ses derniers soins, j'avais une créativité libérée, timorée comme un oisillon qui vole pour la première fois poussée par sa mère et j'ai aujourd'hui une créativité qui vole avec aisance. Après ses derniers soins qui m'ont fait voyager, j'ai une créativité libérée assurée à la hauteur de mes dons. Merci Anne-Marie.

ambruere2004@yahoo.fr
Psychologue Paris 19 - Psychothérapeute Anne-Marie Bruère-Rivière | Psychologue Paris

Un rêve qui crée la réalité

L'éléphant au sommet du Kilimandjaro

Je suis un éléphant de la savane. Un jour, le sang du soleil flotte sur un baobab, poignante nostalgie. Je croise le roi des animaux sous son acacia parasol. Il parle comme on dévide le fil de sa vie. En buvant ses paroles, un éclair éphémère illumine mon brouillard cérébral. Je veux faire mon chemin de Compostelle. J'ai une envie soudaine de gravir le Kilimandjaro que je vois tous les jours à porter de trompe. Je fais part de mon projet à un ami, un hyrax rose qui ne fait que lézarder sur les rochers bouillants. Il me demande si je n'ai pas perdu mon âme. Je discute avec un hôte régulier, un starley bleu et jaune qui fait sa sieste sur mon dos. Il me dit : va chercher ton âme. Je poursuis ma route et m'enivre des senteurs de ma brousse. Je salue les bruyères arborescentes, les cyprès et autres cimes verdoyantes qui cascadent. Je foule de mes pattes légères d'épais bambous sculptés, quelques fleurs pourpres égarées sur cette terre craquelée. Mon graal, c'est l'ascension de ce géant de l'Afrique. Je sens bien que je ne sais pas où je vais. On ne va jamais aussi loin que lorsqu'on ne sait pas où l'on va.

Par un soleil habituel, je pars léger sans sac à dos de Machamé, une abondance de liberté soudaine. *Hakuna matata* (pas de problème en swahili). Je devine une épaule blanche du géant entre les troncs tordus et autres beautés luxuriantes. La turgescence de leurs extrémités me déséquilibre. Je fais une petite pause rapide pour goûter les impatiens du Kilimandjaro, adorables petites fleurs bilobées qui changent des fougères arborescentes aux longues franges effilochées, des troncs immenses des camphres jaunes, des ficus, des oliviers d'Afriques, des figuiers sauvages. Des filets de brume flottent dans la pénombre sous de puissantes exhalaisons fongiques et brouillent les contours de ces joyaux verts. Je croise des bipèdes et des petits qui vous mènent par cette route dans cette jungle féériques. Magies des coïncidences, des rencontres, des regards gravés à jamais : des yeux comme un puits sans fonds où je vis une extraordinaire expérience. J'enjambe sous les gargarismes des ruisseaux des entrelacs noueux de racines qui se nourrissent d'humus et percent le velours des mousses. Elles servent de marche et de mains courantes glissantes, dans les dédales de lianes. Dans une déchirure de nuage, j'aperçois l'autre épaule blanche du géant dépassant d'un gros rocher. Si loin, si proche, happée par une marée montante de nuages. Le capuchon de neige joue à cache-cache toute la journée. Il pleuviote de la poussière rouge à mon passage. Tout est effervescent.

Le soleil rasant du matin donnait au mont Méru des allures d'Himalaya. Je me laisse envahir par ce silence des montagnes. Je poursuis pas à pas mon chemin de Compostelle, un véritable pèlerinage bouddhiste qui délivre des tourments de la pensée et du désir. Je deviens un pèlerin bouddhiste. Ce chemin est une alchimie du temps sur l'âme. Je ne dois plus barrir. J'y vois une purge intellectuelle, le retour à une nécessaire humilité, revivre les émotions du fond des âges, retrouver mon âme perdue ou volée dans ce rideau de bruyères et de pierres qui me parlent intimement. L'effort, réfléchir les yeux ouverts, suscite les interrogations métaphysiques auxquelles on n'a jamais eu le courage de répondre, puis arrive l'ivresse, l'ivresse du bonheur, ce vent frais des combes. Transformation physique. Je prends conscience de mon corps, cet outil d'ordinaire silencieux qui commence à grincer et à revendiquer. Je dois agir, comprendre, me concentrer sur un seul objet bien vivant lui, mon corps. Je tire net avec une précision sur ma cible, et les poids des ans, les mots d'ordre ancestraux tombent les uns après les autres. J'éprouve un immense soulagement, un faisceau de convergence. J'ai trop failli perdre la vie pour en laisser gaspiller l'once d'une miette.

Métamorphose intellectuelle dans l'alambic du chemin. Disparition de tous les repères connus. Destination lointaine paraissant inaccessible. Impression de nudité parmi l'immensité environnante. Tout est propice à une forme d'introspection que seul le pèlerinage peut produire. On est seul avec soi-même. On avance à l'allure de ses songes. On court presque. La gaieté nous donne des ailes. Le pas agit sur la pensée. Il l'ébranle, la met en route, reçoit en retour son énergie. La pensée est l'unique présence familière dans ce paysage aux étranges mimiques. Elle permet de recréer des dialogues de convoquer des souvenirs, comme si on rencontrait de vieilles connaissances. On est projeté dans l'inconnu, l'ailleurs le vide, l'interminable. Le pèlerin en situation de danger immédiat rencontre tout à coup le secours qui lui convient dans cette multitude invisible, comme si les âmes de ses prédécesseurs venaient le gonfler de courage.

L'air s'est rafraîchi. Douche à la rosée glacée. Le vent griffe ma muqueuse nasale. Les perles de givre recouvrent les ronces et les bruyères dans ce grand ciel titubant. Je progresse parmi ces spectres noirs et tordus dans une ambiance de sortilèges. La terre se raréfie laissant apparaitre des circonvolutions basaltiques, des extrusions, des bulles et grumeaux figés, des cendres et amalgames dans lequel des bosquets d'immortels, pâles et rosés tirent leur élixir de jouvence. Le camp de Shira, une ballade de santé, m'apparait, installé parmi les roches à la limite de la végétation. Au-dessus s'étalent des champs de lave. Je remonte de grandes coulées de lave noire truffées de cristaux scintillants. Le ciel hésite entre craie et fusain. Je fais jeûne faute de verdure à la tour de lave, saisissant. Le soleil se couche doucement sur la mer de nuages. Au loin, un îlot crève cet océan de tranquillité, le Mont Méru. Le coton s'enflamme et la paroi rougeoie. On est à l'altitude du Mont Blanc et l'étau se resserre lentement surement sur ma tête. Petite angoisse, la migraine va-t-elle se dissiper ?

La tactique consiste à savoir ce qu'il faut faire quand il y a quelque chose à faire. La stratégie, quand il n'y a rien à faire. Je n'ai ni tactique, ni stratégie. Je suis sans voix. Je suis à la lisière de la vie, jamais autant proche du soleil. Je suis à la merci des éléments du ciel, des rocs volcaniques, du blizzard et des mouvements des nuages. Je suis lié aux escarpements, voué au miroitement des glaciers. Je vis fondu au paysage, aux étendues noires sableuses. Une mince clarté bleutée laisse deviner au loin la ligne de crête. Les étoiles s'éteignaient une à une, l'aube du jour trottine. Le froid me grille les muscles, me coupe le souffle et consomme mes réserves. J'entends le vent bourdonné dans un bruit de moteur diesel. Je vois la mer, un mirage. Mes dents jouent aux castagnettes et mes os cliquettent. Le moindre centilitre de mon sang gèle. Tout me parvient feutré, nappé de brouillard et de coton. Je sens des gerbes d'éclaboussures glacées.

Voici venir au cinquième jour le cratère de Kibo, 4850-5850m. Je dors peu mais je dors vite. Un souffle glacé brûle mes quatre mains, s'infiltre partout dans mon corps. Un venin invisible sans antidote. Barbouillé, les tripes en vrac, l'usure commence sous la lune qui sème ses poudres d'argent sur l'ouate à l'infini. On se suit à la queue leu leu dans les pierriers, tel une procession silencieuse et scintillante. Au-dessus des têtes, des guirlandes d'étoiles. J'escalade des empilements de blocs instables sur une sorte d'arête isolée au milieu de couloirs d'éboulis. Une pierre siffle en passant Zwifff ! De nombreux passages nécessitent l'usage de ses mains. Le vide se crée peu à peu autour de nous. L'effort me fait oublier ma migraine qui cogne. Le jour se lève sur le manteau duveteux boursoufflé dans l'ombre du volcan. *Pole pole* (en swahili, lentement, lentement). Le danger est la vitesse, même sans excès. Le secret de la réussite c'est se mouvoir, "polessimo". Les points d'ancrage sûrs se font rares dans les pierriers instables comme l'oxygène dans le goulet terminal. Un craquement, les tubes de l'orgue de glace, attendri par quelques heures de soleil. J'adopte la position quatre pattes en prenant soin d'éviter les envois de pierres ruisselantes. D'un coup, comme au sommet d'une escalade, je gagne la lèvre du cratère à 5800 m. Trois cratères imbriqués les uns dans les autres. Des fumerolles soufrées attestent que la bête sommeille. Je dresse une couverture de survie sur un tapis de cendres qu'argente le grésil pour reprendre quelques forces. Je m'effondre de douleur, de nausées, asphyxié comme si j'étais écrasé par une chape de plomb. La sudation est fatale en haute montagne. Elle vous colle à la peau et se cristallise ensuite, dès que la température corporelle s'abaisse. Le jour ne perçait pas encore le ciel dans ce couloir vertigineux. Une grenaille de givre me lacère le visage. A chaque coup de tambour dans mes tempes, à chaque vision d'étoiles phosphorescentes, je guette l'accident vasculaire cérébral, la rupture d'anévrysme. Pétera ! Pétera pas ! Descendre, idée inepte. Poursuivre encore plus inepte. J'étais comme un alcoolique à la distorsion cognitive carabinée. De la folie à l'état pur. Au bord de la perte de connaissance. Plus assez de pression, plus de pensée, et ma tête va exploser ! L'effort nécessaire dépasse l'entendement, la rareté en oxygène éloigne la peur. Je crois que depuis le début de l'ascension, je suis mort plusieurs fois. Donc ressuscité aussi plusieurs fois. L'adrénaline donne toutes les audaces. Dans un sursaut d'énergie, je noue avec mes frêles forces la chance aux rochers blancs. Je palpe le cœur du volcan qui me susurre : continue. Après ces quelques minutes de repos à quelques mètres du sommet, évalués à quelques kilomètres à l'altitude zéro, je foule ses glaces fracturées comme des icebergs, sur un lit de strates noires, l'empilement du temps. La matière est adamantine, humide. Je me délecte de ses lames bleutées dressées vers le ciel où viennent éclater les rayons du soleil. Je déambule comme un pingouin parmi ces cathédrales de glace. Mon ombre fugace caresse la banquise. Mes pas sur la neige et sur ces scories crissent dans l'air sidéral. Je presse maintenant les évents du géant, sa bouche. Je pétrie les graviers de cendres. Le rêve devient réalité. Ma migraine s'est envolée au point sommital. Un bonheur innocent mérité pas à pas, cette capacité à encaisser la douleur. Concept totalement abscond avant ce jour. J'avais mis mon âme en lieu sûr. J'ai récupéré mon âme. Je sais d'où je viens et où je dois aller. Je découvre ma mission sur cette terre. Un rond sans faille.

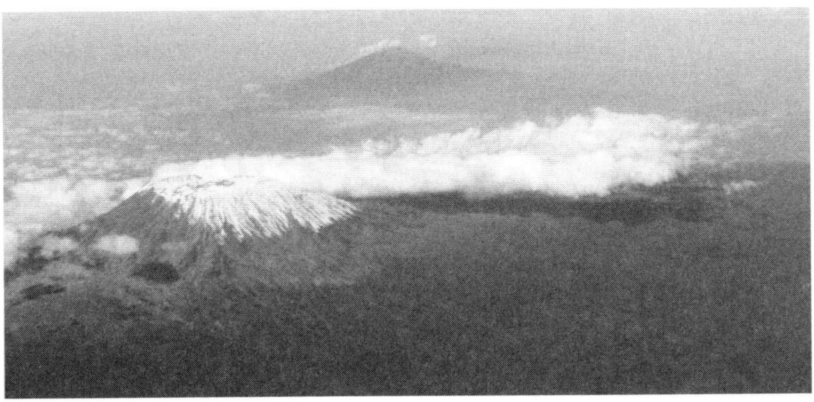

3. Expériences et témoignages

Expériences Valérie et Vanessa

Agnès

Le reiki m'a changé la vie.

Le 30 novembre 2012, à 38 ans, je suis hospitalisée d'urgence à l'hôpital privé d'Antony au service de réanimation cardiaque pour une double embolie pulmonaire. Ça a été le point de départ pour ma pratique du reiki. Mon parcours de malade avait pourtant commencé bien avant cela en avril 2011, avec la découverte d'une tumeur cancéreuse agressive d'une taille de 3,4 cm dans mon sein droit. Ce fut le début d'un long périple semé d'embûches, comme en connaissent beaucoup de patientes atteintes de cette maladie chronique : chirurgie (mammectomie et curage axillaire), chimiothérapie à forte dose du fait de mon jeune âge et de l'avancement du cancer, radiothérapie, puis traitement antihormonal. D'un tempérament à vouloir tout maîtriser et comprendre, afin de vivre au mieux ces différentes étapes avec des effets secondaires inévitables comme l'affaiblissement immunitaire, la mycose buccale, la nausée, la perte de la pilosité et des ongles, la forte sécheresse cutanée, les douleurs osseuses, les changements d'humeur, la fatigue, etc., je me suis renseignée auprès d'autres personnes atteintes de cancer du sein et de personnes de mon entourage. Je voulais m'en sortir au plus vite ayant deux jeunes jumeaux de 2 ans et demi au moment de l'annonce. Très vite, la solution évidente a été de me faire accompagner par des pratiquants de médecines ou pratiques douces. J'ai alors découvert ou redécouvert l'homéopathie, la phytothérapie, l'acupuncture, la naturopathie, la sophrologie, le yoga, la réflexologie plantaire, et le thermalisme. J'avais également le souci d'apprendre à prendre soin de mon corps pour éviter une récidive et également de comprendre ce qui avait bien pu m'arriver.

J'ai vécu ces différentes étapes du mieux possible, aidée des « pratiques douces ». Une fois affrontées la chirurgie, la chimiothérapie et la radiothérapie, je me suis imaginé que j'allais retrouver mon énergie et que le traitement antihormonal n'était qu'une formalité. Malheureusement, la « castration chimique » que je subissais me laissait dans un état de fatigue permanent, majoré par les maladies que mes enfants en école maternelle me rapportaient à la maison et que je contractais systématiquement.

Dans ces conditions, j'ai tout de même réussi à reprendre le travail à mi-temps en mars 2012 dans un contexte et une ambiance professionnelle difficiles. En août de cette même année, j'ai commencé à être encombrée au niveau des bronches et les médecins que j'ai consultés à cette période n'ont pas réussi à en trouver la raison. Mon homéopathe m'a ouvert les yeux en me posant la question : pour quelle raison

vous étouffez-vous ?... L'hiver arrivant, j'ai fini par contracter une infection pulmonaire qui s'est aggravée en pneumonie aiguë. L'alitement prolongé, conjugué à la prise du Nolvadex dont un des effets secondaires est de provoquer des thromboses, est l'hypothèse la plus probable pour expliquer la double embolie pulmonaire découverte un mois après le début de ma pneumonie.
J'ai rapidement informé Valérie de mon hospitalisation, nous nous étions rencontrées en consultation pour une maladie endocrinienne associée. Nous avons vite sympathisé. Lors de sa première visite, elle m'a rapidement proposé de me faire rencontrer Vanessa et le reiki. Intéressée pour ce renouveau, j'ai tout de suite accepté et nous nous sommes vues le lendemain. Ma première séance sur mon lit d'hôpital m'a laissée interrogative car je n'en ai pas ressenti d'effets immédiats. Faisant confiance à l'expérience de Valérie, je n'en suis pas restée là et nous avons repris rendez-vous avec Vanessa la semaine suivant ma sortie d'hôpital.

La deuxième séance a été surprenante : j'ai ressenti des sensations non encore éprouvées de fourmillements circulant dans mon corps, de chaleurs aux endroits où Vanessa présentait ses mains, d'angoisse survenant soudainement et disparaissant tout aussi rapidement, de libération, de lâcher prise des émotions, avec l'impression de pouvoir deviner les yeux fermés où se trouvaient les mains de Vanessa. Je les ressentais physiquement alors qu'elle ne me touchait même pas. Mon esprit cartésien s'est laissé porter par ce bien-être naissant. Après cette nouvelle séance, j'avais l'impression d'être rechargée en énergie positive, les joues roses et le sourire aux lèvres.

Nous avons continué à faire des séances régulièrement tous les 15 jours environ. Ces bienfaits m'ont fait arrêter les séances d'acupuncture pour les substituer au reiki. Les séances étaient axées sur mon manque d'énergie, parfois sur mes poumons, sur les effets secondaires provoqués par mes traitements, mais aussi sur un travail de réflexion, sur les causes de mes soucis de santé. Le reiki apporte un apaisement qui permet de se retrouver soi-même et d'aller chercher en soi certaines réponses. Il m'est arrivé d'avoir d'énormes coups de pompe pour lesquels Vanessa s'est déplacée à mon domicile ou m'a envoyé de l'énergie à distance. Chose surprenante d'ailleurs que de recevoir de l'énergie provenant de plusieurs kilomètres. Un fourmillement m'a pris soudainement dans les mains et une sensation de flux glacé est descendue le long de ma colonne vertébrale. Chaque séance m'apporte un bien-être soit immédiat soit dans les jours et semaines qui suivent. Je suis devenue « accro ». Dès que je me sens fatiguée et en manque d'énergie ou déséquilibrée émotionnellement, les deux allant parfois de pair, je sollicite les mains de Vanessa. Et ça marche !
Quoi qu'il en soit, je dois beaucoup à Valérie et Vanessa et à leurs dons. C'est en bonne partie grâce à elles et à l'amour des miens que je suis de nouveau sur les rails d'une vie normale, ou presque.

J'ai repris la sculpture.
J'ai montré mes œuvres à Valérie qui m'a encouragée et a été inspirée de son côté, duo poésie peinture.
Lors de déjeuners et discussions qui m'apportaient à chaque fois une bouffée d'oxygène, Valérie m'a aussi offert une de ses peintures qu'elle m'a fait choisir. J'ai été très émue.

Méditation

Avancée dans la vie, tu te nourris
De quiétude, sous les ponts,
Tu interroges les sages violons
Qui s'en vont conquérir l'infini.

Tu entends une symphonie de voix,
Clapotis de la pluie sur les noix.
Doux murmure du vent,
Ronronnement d'un torrent,

Dès l'aube, tu t'étires.
Dans ta voix veloutée,
Tu réveilles ton corps fragile
Qui a soif de liberté.
Tu cherches harmonie,
Dans ta longue nuit.
Tu cherches le temps de vivre
De vibrer, de sourire.

Le temps est un bijou en or
Ne le laisse pas filer.
L'amour est à ta porte
Capture-le dans tes filets

Le temps et l'amour se fondent,
Fredonnent leurs rêves de demain,
Glissent sur les berges blondes.
Illuminent les étoiles de chacun.

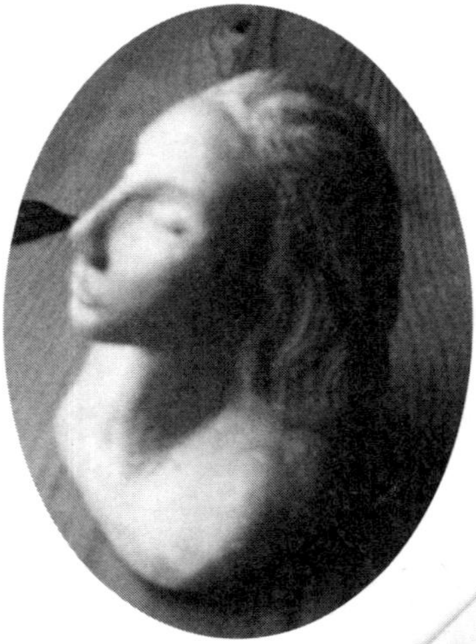

Méditations

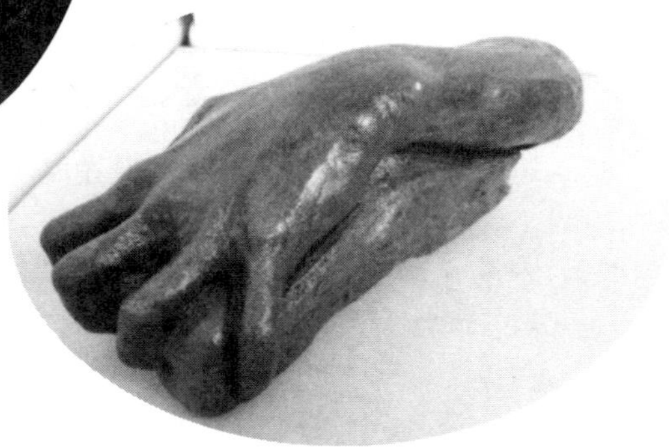

L'accroche de la vie

Sculptures récentes

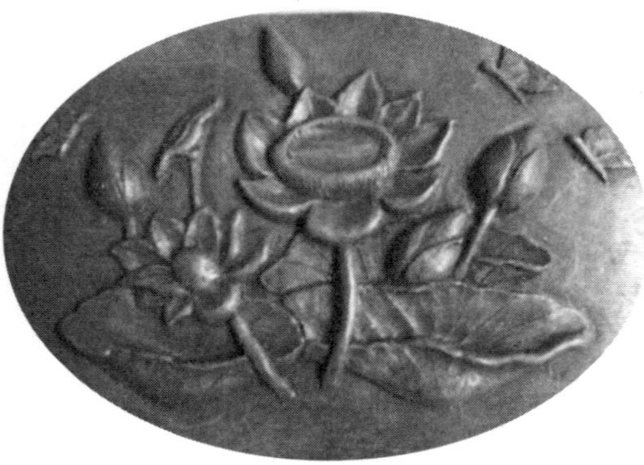

Quiétude

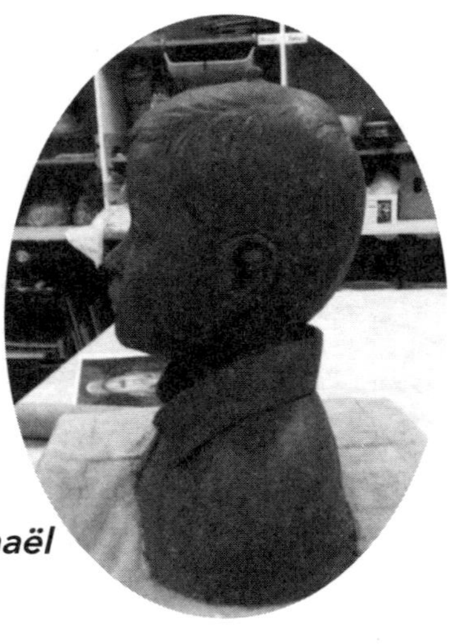

Raphaël

Hélène

J'ai eu un cancer du sein droit à l'âge de 38 ans.
J'ai eu des rayons qui m'ont laissée une douleur à l'épaule droite, Je suis partie consulter le Dr Foussier pour une autre pathologie que j'ai. Nous avons discuté et elle m'a orientée vers Vanessa qui pourrait me soulager de cette douleur. Je ne savais pas en quoi cela consisterait. Je suis plutôt cartésienne et ne crois pas vraiment aux médecines douces.
Lors de ma première rencontre avec Vanessa, nous avons beaucoup discuté du contexte dans lequel était apparu mon cancer. Elle m'a expliqué l'action des énergies sur le corps et de la signification possible des épreuves que nous traversons. J'ai dû reconnaître qu'il y avait des similitudes entre ce qu'elle m'expliquait et ce que je vivais dans ma vie à ce moment-là.

Dès le début de ma cure, j'ai eu beaucoup de nausées. Je pense que cela est venu du fait que je n'ai pas accepté l'idée de subir une chimio qui n'était pas prévue. On m'a posé une chambre implantable. Malgré les insistances du chirurgien, je n'ai jamais voulu la retirer. C'est une sécurité pour moi-même si je sais qu'aujourd'hui, elle ne serait plus utile. Elle ne me gêne absolument pas et ne se voit pas. Elle fait partie de mon histoire et la retirer m'effraie. Je me dis qu'une nouvelle opération pourrait peut-être causer une rechute de mon cancer. Je sais que cela peut paraître idiot parce qu'il n'y a aucun lien entre les deux. En en parlant avec Vanessa, je me suis rappelée qu'un an plus tard après cette cure difficile, j'ai eu des nausées que je n'ai pas su expliquer. Comme si mon corps s'était rappelé de cette période passée et qu'il la revivait à la date « d'anniversaire ».

J'ai conscience qu'il y a des choses que moi-même je n'explique pas. Vanessa m'a proposé de me faire une séance au niveau de l'épaule afin d'en retirer la douleur. Très honnêtement, j'ai accepté non pas par conviction mais parce que je n'avais rien à perdre. Et à ma grande surprise, au bout du quart d'heure de soin, je n'ai plus ressenti de gêne. Par contre, la sensation de tiraillement s'était déplacée plus bas dans le dos. La douleur venait par intermittence dans la journée selon les gestes que je faisais lorsque je sollicitais l'épaule. Je n'ai donc pas eu tout de suite de réponse. Mais au bout de 3 jours, les douleurs n'étaient toujours pas revenues à l'endroit initial. A ce jour, je n'ai plus eu aucune douleur. Je pensais que cela ne marchait que si l'on y croyait. Même si elle me disait que ce n'était pas une histoire de croyance. Eh bien je peux confirmer que c'est bien le cas.

Ashley

Au cours d'un dîner en tête à tête, j'informe Valérie que je viens de subir une tumorectomie pour cancer du sein dépisté lors de ma première mammographie à 40 ans. La tumeur est petite. Médecin également, je consulte plusieurs chirurgiens, et choisis celui avec lequel je me sens le plus à l'aise.
Cette intervention chirurgicale s'est bien passée. Il n'y avait que peu de différence entre les deux seins, ce qui a eu un impact très positif au réveil. Entre filles et amies, je lui confie mes petites tracasseries, à savoir douleur résiduelle et prévision d'une radiothérapie. De suite, elle me dirige vers Vanessa en me poussant à la voir avant la première séance de radio thérapie. J'ai un peu traîné la patte pour y aller ayant toujours

autre chose à faire. Elle a réinsisté en prenant soin de moi. Etonnant, la première séance a fait disparaître mes douleurs lancinantes post opératoires locales.
Je pouvais enfin remettre mon ancien soutien-gorge ! Le plus impressionnant est que je n'ai eu aucune brûlure due à la radiothérapie. Les radiothérapeutes que j'ai croisés ont été aussi stupéfaits. A faire connaître, m'ont-ils dit. A faire connaître, je dis.

Où trouver de l'aide ?

Il existe de nombreuses associations où vous pouvez trouver une aide dans la prise en charge de votre cancer du sein ou autre cancer d'ailleurs. De nombreux services sont dispensés. Ces liaisons permettent d'optimiser la prise en charge des malades. Des visites sont faites au domicile pour évaluer les besoins. Permanence téléphonique. Espace d'information et réunions d'échange. Pour certaines d'entre elles, vous êtes écoutées par des femmes toutes opérées du sein et préparées à écouter, à encourager celles qui vivent cette maladie.

Ces associations permettent aussi de sensibiliser les personnes sur leurs droits, d'informer le public ou de dispenser des soins esthétiques, dans les cas de cancers du sein.

Association OSMOSE

OSMOSE est un réseau de santé de 3 pôles (cancérologie, gérontologie, soins palliatifs) en relation avec l'HPA. Ses objectifs sont de favoriser l'accès aux soins, la coordination, la continuité, l'interdisciplinarité des prises en charge des patients atteints de cancer ou âgés en situation de dépendance ou nécessitant des soins palliatifs. L'association assure une prise en charge de proximité adaptée aux besoins des patients. Elle permet de regrouper des professionnels et institutions de santé du département du sud des Hauts-de-Seine.

Adresse :
20-22 Av. Edouard Herriot 92350 Le Plessis-Robinson
Tél.: 0820 200065 ou 01.46.30.18.14 info@reseau-osmose.fr
Site internet www.reseau-osmose.fr

Elle facilite l'accompagnement médical, psychologique et social. Elle coordonne les professionnels impliqués dans les soins. Elle oriente vers les professionnels et services de proximité. Il existe une permanence téléphonique, un espace d'informations et des réunions d'échanges. Elle a constitué une base de données qui peut être utilisée. Elle organise des formations, des rencontres de travail et d'échanges.

Association Vivre comme Avant

Vous allez avoir une intervention ou un traitement sur le sein, cette association peut vous aider. Elle est constituée de femmes toutes opérées du sein et spécifiquement préparées à écouter, à aider, à encourager, celles qui vivent cette maladie. Vous pouvez prendre contact de façon anonyme. Ces anciennes opérées ont connu les mêmes épreuves, les mêmes angoisses, les mêmes inquiétudes que vous. Elles sont prêtes à vous rencontrer, à vous écouter, à répondre à vos questions. Des visites sont effectuées dans le secret le plus absolu et vous gardez l'anonymat. Les visites sont également gratuites, il peut vous être remis de la documentation, un livret de conseils pratiques, des prothèses provisoires lavables en cas d'ablation gratuitement. Si vous souhaitez garder l'anonymat c'est toujours possible.

Adresse : 14 rue Corvisart 75013 Paris
Tél : 01.53.55.25.26
Site internet : www.vivrecommeavant.fr

Association Europa Donna Forum France

Leur action porte surtout sur : défendre, soutenir et accompagner les femmes, les sensibiliser sur leurs droits, leur donner la parole et les représenter auprès des décideurs et des sociétés savantes. Informer le public via les médias, publication, les conférences...
Il existe plusieurs antennes régionales dans toute la France. Une coalition européenne contre le cancer du sein présent dans 41 pays européens. Cette association a pour but de promouvoir la diffusion et l'échange d'informations sur le cancer du sein dans toute l'Europe. Elle encourage la surveillance des

seins. Elle insiste sur le dépistage et un diagnostic précoce de qualité. Elle œuvre pour obtenir les meilleurs traitements pour toutes dans des délais acceptables. Elle assure un soutien psychosocial et accessible pendant et après le traitement. Elle œuvre pour une formation appropriée et continue de tous les soignants. Elle s'assure que toutes les femmes soient parfaitement informées des options thérapeutiques qui leur sont proposées, y compris l'impossibilité d'entrer dans un essai clinique et de leurs droits de demander un 2e avis, fondamental. Elle soutient les projets dans la recherche du cancer du sein.
Adresse : 14 rue Corvisart 75013 Paris
Tél.: 01.44.30.07.66)
Site internet : www.europadonna.fr. Info@eurorepadonna.fr.

La Vie de plus belle

L'association, décrite précédemment, vous propose une pause beauté bien-être avec des ateliers de soins et de maquillage à l'HPA et dans d'autres services hospitaliers. Ces ateliers vous permettent de retrouver l'estime de vous-même à travers un programme adapté et des conseils de beauté. Conseils techniques de soins et de maquillage : hydratation de la peau, soins des ongles, dessin du sourcil.
Moment de douceur et de partage. Les ateliers animés par des bénévoles esthéticiennes sont gratuits et durent 2 heures. A la fin, un guide pratique est offert.

Site internet www.laviedeplusbelle.org.
Tél: 01.46.74.44.26

Association CHOIX VITAL : Paroles et Cancer®

La branche française de Vital Options International.
Développer son action dans le soutien et l'information des patients cancéreux et de leurs proches ; développer l'implantation de groupes de paroles libres d'accès et gratuits.

Adresse : Maison des Associations 4 rue Amélie 75007 Paris
Sites internet : www.vitaloptions.org/fr
http://choixvital.monsite.orange.fr

F&S PINAUD

Mj33pinaud@orange.fr
Cette association a pour but essentiel de recueillir des fonds pour aider d'autres associations à promouvoir l'activité physique adaptée et une bonne alimentation

Conclusion

On arrive à guérir beaucoup de types de cancers grâce aux nouvelles technologies et à un traitement précoce, suite à un dépistage à large échelle de certains cancers comme le cancer du sein, du col de l'utérus et du côlon. Même si vous êtes guéris, une surveillance continue est cependant nécessaire.
Le regard social est particulièrement pesant au moment de votre retour dans la vie professionnelle, alors que les traitements permettent de plus en plus une reprise d'activités qui demande à être seulement adaptée et non supprimée. Vous pouvez être au début plus fatigables. La crainte d'une rechute, source d'anxiété et de perturbation de votre sommeil, peut diminuer vos performances. C'est à nous tous de changer notre regard sur vous. Avec notre collier thérapeutique, nous nous efforçons de transformer vos perles de nostalgie en flammèches de bonheur. Avec notre sourire, ce don si magique, si puissamment salvateur, nous nous acharnons à vous faire comprendre que vous pouvez bâtir quelque chose

de beau avec les pierres qui entravent votre chemin. Le temps enterre peu à peu la réalité de l'atroce pour n'en laisser qu'une sorte de beauté. Si vous vous pensez invincibles, vous deviendrez invincibles. Vos douloureux souvenirs, votre visage figé s'échapperont par vos fenêtres.

Un moment donné par hasard vaut bien mieux qu'un moment donné par choix.

Osez nous confier la survenue d'évènements insolites qu'il faut entendre pour offrir des solutions adaptées. Vous avez tous un cri surgi du fond de l'âme qui vous empêche de vous réaliser. Convertissez ce hurlement en projet de vie, en donnant un sens à votre vie, la plus belle façon d'être heureux. Mettez votre main dans une autre sans attendre. Vous n'êtes plus en mesure de trébucher dans le temps. Ne reportez pas à demain pour être heureux.

Créer pour vivre et vivre pour créer.

Eloge du cancer

Il vous fait trébucher
Sur des épines acérées.
Puis un beau matin
Il prend ses patins.

Le cancer bondit
Troque ces béquilles
Pour un bonheur à vie
Un bonheur inédit.

Achevé d'imprimer en mai 2014
sur les presses de la **N**ouvelle **I**mprimerie **L**aballery
58500 Clamecy
Dépôt légal : mai 2014
N° d'impression : 405070

Imprimé en France

La **N**ouvelle **I**mprimerie **L**aballery est titulaire de la marque Imprim'Vert®